T. Wiegand, L. Froschauer, C. Lutz

TMS und EMS – Arbeitsbuch *Diagramme und Tabellen*

Tim Wiegand, Leon Froschauer, Constantin Lutz

TMS und EMS

Arbeitsbuch
Diagramme und Tabellen

1. Auflage

ELSEVIER

Elsevier GmbH, Bernhard-Wicki-Str. 5, 80636 München, Deutschland
Wir freuen uns über Ihr Feedback und Ihre Anregungen an kundendienst@elsevier.com

ISBN 978-3-437-41309-4

2. Auflage 2024

Wichtiger Hinweis
Die medizinischen Wissenschaften unterliegen einem sehr schnellen Wissenszuwachs. Der stetige Wandel von Methoden, Wirkstoffen und Erkenntnissen ist allen an diesem Werk Beteiligten bewusst. Sowohl der Verlag als auch die Autorinnen und Autoren und alle, die an der Entstehung dieses Werkes beteiligt waren, haben große Sorgfalt darauf verwandt, dass die Angaben zu Methoden, Anweisungen, Produkten, Anwendungen oder Konzepten dem aktuellen Wissensstand zum Zeitpunkt der Fertigstellung des Werkes entsprechen.
Der Verlag kann jedoch keine Gewähr für Angaben zu Dosierung und Applikationsformen übernehmen. Es sollte stets eine unabhängige und sorgfältige Überprüfung von Diagnosen und Arzneimitteldosierungen sowie möglicher Kontraindikationen erfolgen. Jede Dosierung oder Applikation liegt in der Verantwortung der Anwenderin oder des Anwenders. Die Elsevier GmbH, die Autorinnen und Autoren und alle, die an der Entstehung des Werkes mitgewirkt haben, können keinerlei Haftung in Bezug auf jegliche Verletzung und/oder Schäden an Personen oder Eigentum, im Rahmen von Produkthaftung, Fahrlässigkeit oder anderweitig übernehmen.

Für die Vollständigkeit und Auswahl der aufgeführten Medikamente übernimmt der Verlag keine Gewähr.
Geschützte Warennamen (Warenzeichen) werden in der Regel besonders kenntlich gemacht (®). Aus dem Fehlen eines solchen Hinweises kann jedoch nicht automatisch geschlossen werden, dass es sich um einen freien Warennamen handelt.

Bibliografische Information der Deutschen Nationalbibliothek
Die Deutsche Nationalbibliothek verzeichnet diese Publikation in der Deutschen Nationalbibliografie; detaillierte bibliografische Daten sind im Internet über https://www.dnb.de abrufbar.

24 25 26 27 28 5 4 3 2 1

In ihren Veröffentlichungen verfolgt die Elsevier GmbH das Ziel, genderneutrale Formulierungen für Personengruppen zu verwenden. Um jedoch den Textfluss nicht zu stören sowie die gestalterische Freiheit nicht einzuschränken, wurden bisweilen Kompromisse eingegangen. Selbstverständlich sind **immer alle Geschlechter** gemeint.

Planung: Veronika Rojacher, München
Projektmanagement: Elisabeth Märtz, München
Redaktion und Herstellung: Hildegard Graf, Germering
Datenaufbereitung: abavo GmbH, Buchloe
Satz: STRAIVE, Puducherry/Indien
Druck und Bindung: Drukarnia Dimograf Sp. z o. o., Bielsko-Biała/Polen
Umschlaggestaltung: Stefan Hilden, HildenDesign.de; SpieszDesign, Neu-Ulm
Covermotiv: © HildenDesign unter Verwendung eines Motivs von Shutterstock.com/TARASIRI

Aktuelle Informationen finden Sie im Internet unter **www.elsevier.de**

Inhaltsverzeichnis

Fehler gefunden?

Die Aufgabengruppe *Diagramme und Tabellen*

Dieses Arbeitsbuch beinhaltet Übungsaufgaben zur Aufgabengruppe *Diagramme und Tabellen* für den TMS in Deutschland und den EMS in der Schweiz. Insgesamt 144 originalgetreue Übungsaufgaben in Form von 6 kompletten Simulationen können in diesem Arbeitsbuch bearbeitet werden.

Die Aufgabengruppe *Diagramme und Tabellen* ist ein Teilbereich des TMS/EMS, der sich nur mit etwas mehr Aufwand gut üben lässt. Hierbei werden in erster Linie Verständnis für Zusammenhänge und mathematische Schaubilder abgeprüft.

Für *Diagramme und Tabellen* hast du im TMS 60 Minuten Zeit, um die 24 Aufgaben zu lösen. Im EMS hast du 50 Minuten Bearbeitungszeit für insgesamt 20 Aufgaben. Bei jeder Aufgabe sind die Antwortmöglichkeiten A, B, C, D und E gegeben, von denen jeweils immer nur **eine** Antwort korrekt ist. Da für falsche Antworten keine Punkte abgezogen werden, solltest du immer eine Antwortmöglichkeit ankreuzen – auch, wenn du dir unsicher bist.

Bei jeder Aufgabe werden dir ein oder mehrere Diagramme und Tabellen mit jeweils einem kurzen Begleittext präsentiert. Es gilt herauszufinden, welche Aussage zu den Materialien zutrifft.

Hinsichtlich der Bearbeitungsstrategie ist es sinnvoll, vorab die Aufgabenstellung zu lesen. Hierbei ist auf die genaue Formulierung zu achten, da die Aufgabenstellungen dich häufig auf die falsche Fährte locken wollen. So kann beispielsweise auch nach der einzig **nicht** richtigen Aussage gefragt werden. Wenn die Aussage selbst bereits eine Verneinung ist, muss dann auch auf die doppelte Verneinung geachtet werden. Besondere Aufmerksamkeit sollte auch auf die Unterscheidung von absoluten und relativen Werten gegeben werden.

Im Anschluss solltest du dir die präsentierten Materialien genau betrachten. Besonders wichtig sind hier v. a. die Beschriftungen der Achsen sowie die verwendeten Einheiten. Die Aufgaben sind meistens so gestellt, dass auf den ersten Blick viele Aussagen richtig erscheinen. Lass dich deshalb nicht verunsichern, der Teufel steckt im Detail!

In unserem Kursbuch gehen wir vertieft auf die Bearbeitungsstrategien der jeweiligen Aufgabentypen ein. Für einen holistischen Überblick zu allen Strategien lohnt es sich, unser Kursbuch genau durchzulesen.

Wir wünschen dir viel Spaß bei der Bearbeitung der Übungsaufgaben, hohe Resilienz, langes Durchhaltevermögen und natürlich viel Erfolg beim Test!

HIER GEHT'S ZUM STRATEGIEVIDEO

Dieses Arbeitsbuch bietet auch ein Video mit einem Überblick über die Aufgabengruppe, Bearbeitungsstrategien und Beispielen – bequem zu erreichen über diesen QR-Code:

https://else4.de/ang

TMS-ERFAHRUNGSBERICHTE

Wir haben einige interessante Erfahrungsberichte zum TMS gesammelt. Hier erfährst du, wie es anderen in deiner Situation ergangen ist, denn dein Traum vom Studienplatz soll Wirklichkeit werden – und hier liest du, wie das funktionieren kann!

Prozentrang 100, das hat der Autor der Simulation, Christian Plumeyer, geschafft:

https://else4.de/vk9

Noch vor dem Studium in die Forschung? Das hat Tim Wiegand, Autor des Kompendiums, erlebt:

https://else4.de/94q

Gute Struktur und Organisation – die Schlüssel zum TMS-Erfolg:

https://else4.de/5gw

4 Schritte zum TMS:

https://else4.de/lgk

Weitere informative und motivierende Blogbeiträge von TMS-Teilnehmerinnen und -Teilnehmern findest du fortlaufend hier:

https://else4.de/oux

Berichte auch du von deinen Erfahrungen !

Wir freuen uns über jeden Hinweis, jede kreative Idee und natürlich auf dich! Wir wären sehr dankbar, wenn du dir fünf Minuten Zeit nehmen würdest, um an dieser kleinen Umfrage teilzunehmen. Wenn du zukünftig Interesse hast an einer Zusammenarbeit, geht's ebenso hier lang:

https://else4.de/8gs

KAPITEL

1 Aufgaben

TMS 24 Aufgaben, 60 Minuten
EMS 20 Aufgaben, 50 Minuten

Übungsset 1

Beantworten Sie die Fragen zu den folgenden Diagrammen und Tabellen.
(TMS: 60 Min. für 24 Aufgaben, EMS: 50 Min. für 20 Aufgaben)

1. In einer Kleinstadt mit 35.000 Einwohnern bricht eine schwerwiegende Krankheit aus. In der linken Spalte der folgenden Tabelle kann man die Wochen ablesen, die seit Ausbruch der Krankheit vergangen sind. Die anderen beiden Spalten zeigen die Zahl der Menschen, die entsprechende Symptome aufweisen.

Vergangene Wochen seit Ausbruch	männlich	weiblich
10	1.201	1.119
20	3.506	3.208
30	4.057	4.002
40	5.130	4.997
50	5.980	5.689
60	6.707	6.419
70	7.332	7.323

Welche der Aussagen lässt sich aus der Tabelle ableiten?

A) Es zeigen im abgebildeten Zeitraum immer weniger Frauen als Männer Symptome.
B) Nach ca. einem Jahr zeigt ein Drittel der Bewohner der Kleinstadt Symptome.
C) Es starben 4.057 Männer in den ersten 30 Wochen nach Ausbruch der Krankheit.
D) Der Anteil der Männer der Kleinstadt, der Symptome zeigt, ist größer als der der Frauen.
E) In den ersten 30 Wochen gab es wöchentlich im Schnitt ca. 269 neue Personen, die Symptome zeigten.

2. Die folgende Grafik bildet die weltweit häufigsten Todesursachen der Jahre 2000 und 2011 ab. Auf der y-Achse befindet sich die Anzahl der Todesfälle in Millionen, auf der x-Achse lässt sich die Todesursache ablesen.

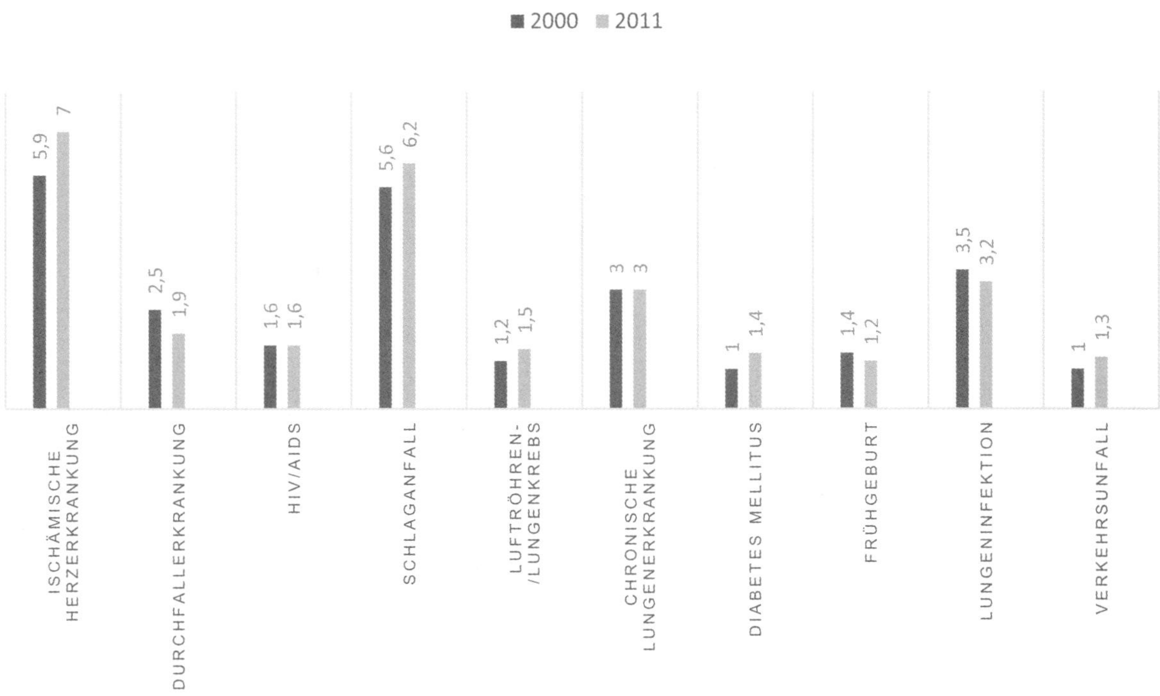

Welche der folgenden Aussagen ist FALSCH?

A) Die Anzahl der Todesfälle aufgrund eines Schlaganfalls war im Jahr 2011 höher als die Anzahl der Personen, die im Jahr 2000 an ischämischen Herzerkrankungen verstorben sind.
B) Die sechs häufigsten Todesursachen waren in den Jahren 2000 und 2011 dieselben.
C) Die Anzahl der Verstorbenen aufgrund von Durchfallerkrankungen ist vom Jahr 2000 zum Jahr 2011 im selben Maße gesunken, wie die Anzahl der Schlaganfall-Todesfälle vom Jahr 2000 zum Jahr 2011 gestiegen ist.
D) Während Diabetes mellitus im Jahr 2000 noch den neunten Platz der häufigsten Todesursachen belegte, belegte die Krankheit im Jahr 2011 den siebten Platz der häufigsten Todesursachen.
E) Im Jahr 2011 sind mehr Menschen an einer Lungeninfektion gestorben als an HIV/AIDS und Luftröhren-/Lungenkrebs zusammen.

3. Viele Jugendliche sind davon bedroht, computerspielsüchtig zu werden. Das Klischee, dass es sich hierbei ausschließlich um männliche Individuen handelt, stimmt hierbei schon lange nicht mehr, wie eine Studie aus dem Jahr 2013 zeigte. Im folgenden Diagramm ist die Geschlechtsverteilung je nach Art der Spiele angegeben. Der hellere Teil repräsentiert dabei den Anteil der weiblichen Spieler und der dunklere den Anteil der männlichen. Alle Aussagen beziehen sich auf die abgebildeten Spielekategorien.

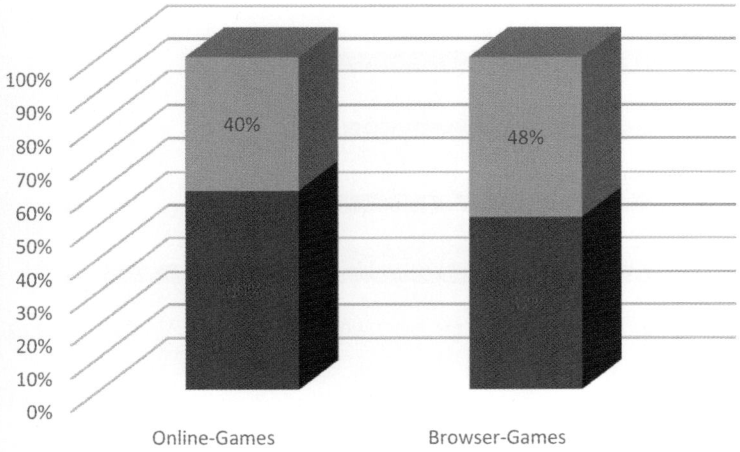

Welche der Aussagen lässt sich ableiten?

A) Online- und Browser-Games sind gleich beliebt.
B) 48 % aller Frauen spielen Browser-Games.
C) Online-Games sind bei Männern beliebter.
D) 8 % weniger Frauen spielen Online-Games als Browser-Games.
E) Bei Browser-Games ist das Verhältnis zwischen weiblichen und männlichen Spielern am ausgeglichensten.

4. Die folgende Statistik zeigt das Ergebnis einer Umfrage der DAK zu Ängsten vor ausgewählten Krankheiten in der deutschen Bevölkerung aus den Jahren 2010 und 2017.

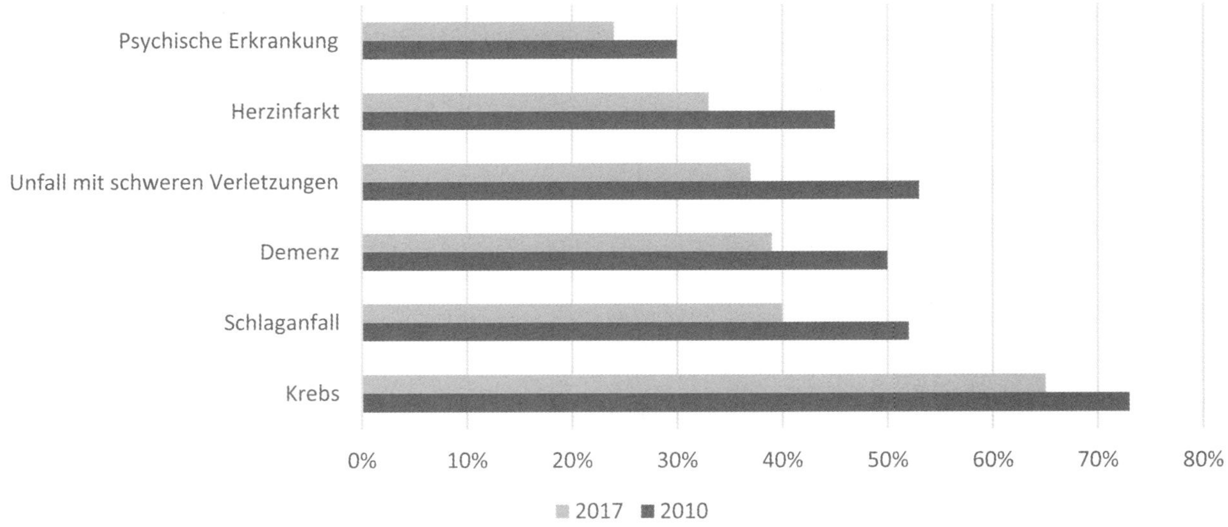

Welche der folgenden Aussagen lässt sich aus dem Diagramm ableiten?

A) Im Durchschnitt hatte die deutsche Bevölkerung 2017 nicht mehr so viel Angst vor den ausgewählten Krankheiten wie noch 2010.
B) Es haben mehr Leute Angst, einen Herzinfarkt zu bekommen, als eine psychische Erkrankung zu erleiden.
C) Mindestens 30 % der deutschen Bevölkerung hat Angst vor einer Erkrankung.
D) Von den Befragten hatten in beiden Jahren mindestens 35 % Angst davor, an Demenz zu erkranken.
E) Mindestens 40 % der Befragten hatten 2017 Angst davor, an Demenz zu erkranken.

5. Die Anzahl verkaufter Tageszeitungen ist seit Jahren rückläufig. Dies ist in erster Linie dem erhöhten Konsum von Nachrichten über das Internet geschuldet. Das untenstehende Diagramm modelliert die Entwicklung der Nutzung von Online-Nachrichten von 6- bis 74-Jährigen in ausgewählten EU-Ländern. Auf der y-Achse ist dabei der Prozentsatz an verschiedenen Bevölkerungsgruppen angegeben, der Online-Nachrichtendienste nutzt.

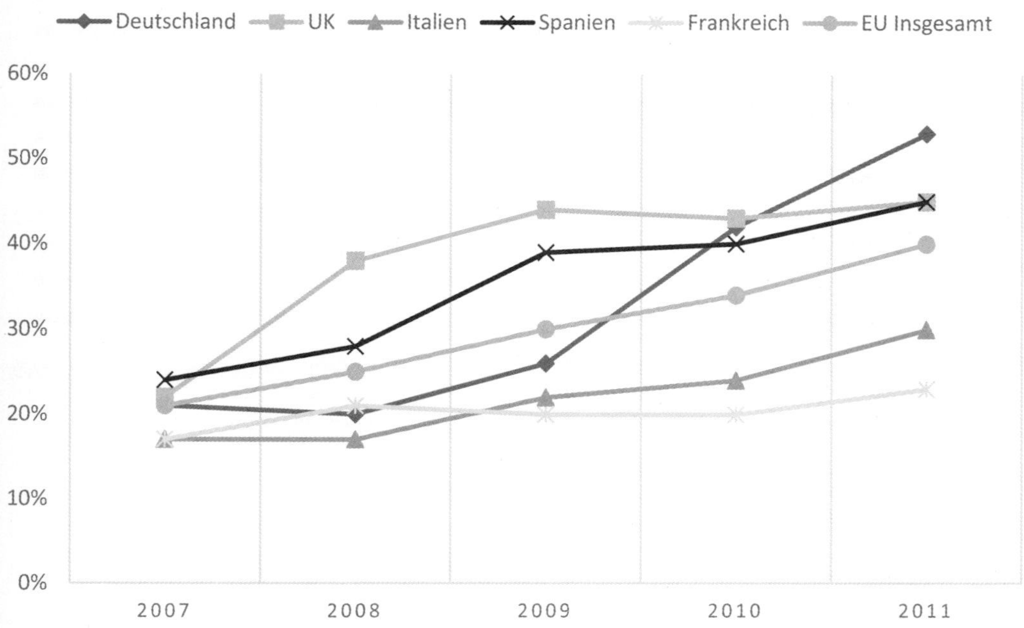

Welche der Aussagen ist ableitbar?

A) Die relative Steigerung zum Vorjahr, die Deutschland im Jahr 2010 in der Online-Nachrichtennutzung erfuhr, ist von den anderen abgebildeten Ländern unübertroffen.
B) Spanien und Italien teilen sich den zweiten Platz im Ranking der EU-Länder mit den meisten Nutzern von Online-Nachrichtendiensten.
C) Wenn Deutschland die meisten Einwohner in der EU hat, dann hat es absolut betrachtet auch die meisten Nutzer von Online-Nachrichten.
D) In den meisten EU-Ländern lesen relativ gesehen mehr Menschen Online-Nachrichten als in Frankreich.
E) 2011 haben erstmals mehr Menschen in Deutschland Online-Nachrichten genutzt als in allen anderen der gezeigten EU-Länder.

6. Die Statistik zeigt das Ergebnis einer Umfrage der DAK zu Ängsten vor ausgewählten Krankheiten in der deutschen Bevölkerung nach Altersgruppen aus dem Jahr 2017. Abgebildet ist die Zusammensetzung der Befragten, die angab, vor der auf der y-Achse genannten Krankheit Angst zu haben, nach Altersgruppen.

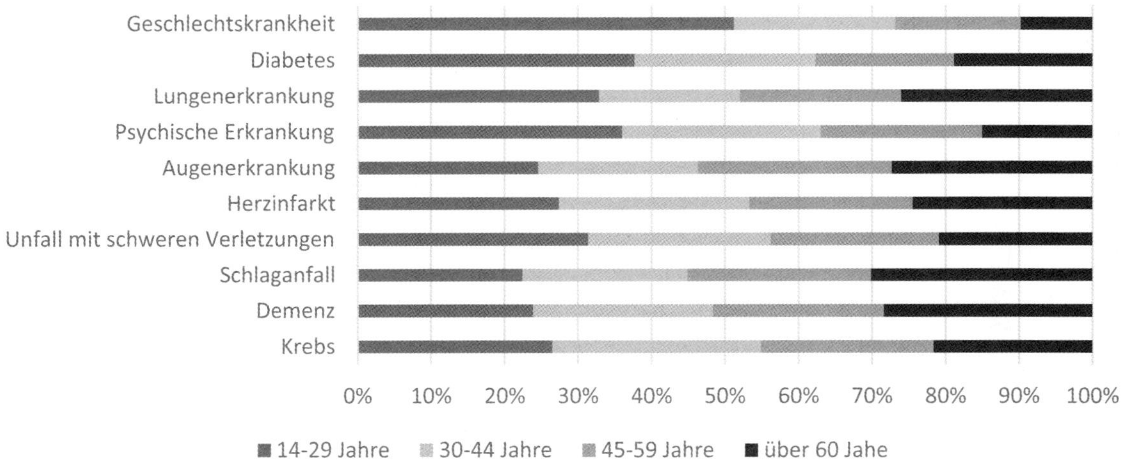

Welche der folgenden Aussagen lässt sich daraus ableiten?

A) Mindestens 20 % der 14–29-Jährigen haben Angst vor einer Krankheit.
B) Mehr Befragte haben Angst, einen Unfall mit schweren Verletzungen zu erleiden, als an Demenz zu erkranken.
C) 14–29-Jährige erkranken am häufigsten an Geschlechtskrankheiten.
D) Ab 45 Jahren steigt die Angst, an Krebs zu erkranken.
E) Unter denjenigen Befragten, die angaben, Angst vor Geschlechtskrankheiten zu haben, waren hauptsächlich unter 30-Jährige.

7. Das folgende Diagramm zeigt, welcher Anteil einer Gruppe aus 1.007 Befragten zwischen 16 und 64 Jahren sich um bestimmte Lebensaspekte sorgt.

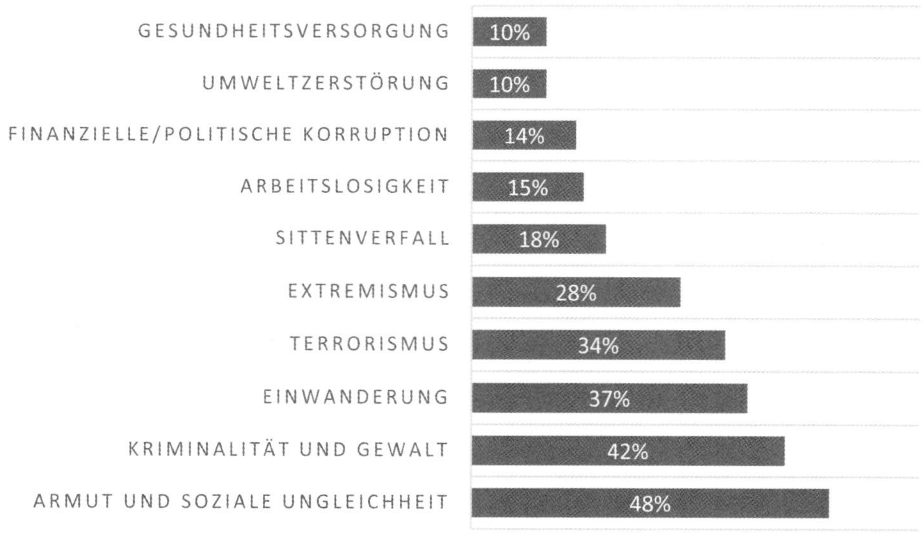
GESUNDHEITSVERSORGUNG
10%
UMWELTZERSTÖRUNG
10%
FINANZIELLE/POLITISCHE KORRUPTION
14%
ARBEITSLOSIGKEIT
15%
SITTENVERFALL
18%
EXTREMISMUS
28%
TERRORISMUS
34%
EINWANDERUNG
37%
KRIMINALITÄT UND GEWALT
42%
ARMUT UND SOZIALE UNGLEICHHEIT
48%

Welche Aussage ist korrekt?

A) Die meisten Deutschen fürchten sich vor Armut und sozialer Ungleichheit.
B) 25 % der Befragten sorgen sich um Arbeitslosigkeit oder Gesundheitsversorgung.
C) 6 % der Menschen, die Armut und soziale Ungleichheit als eine ihrer Sorgen angegeben haben, haben keine Angst vor Kriminalität.
D) In Deutschland sind ca. 1,5 Mio. Menschen um Umweltzerstörung besorgt.
E) Es muss in der Gruppe der Befragten Menschen geben, die sich nicht nur vor Kriminalität oder Einwanderung oder Terrorismus fürchten.

8. Die Statistik zeigt das Ergebnis einer Umfrage der DAK von 2017, für die Menschen verschiedenen Bildungsgrads dazu befragt wurden, ob sie Krankheiten vorbeugen. Die y-Achse repräsentiert den Anteil der Befragten, der angegeben hat, durch die auf der x-Achse genannte Maßnahme Krankheiten vorzubeugen.

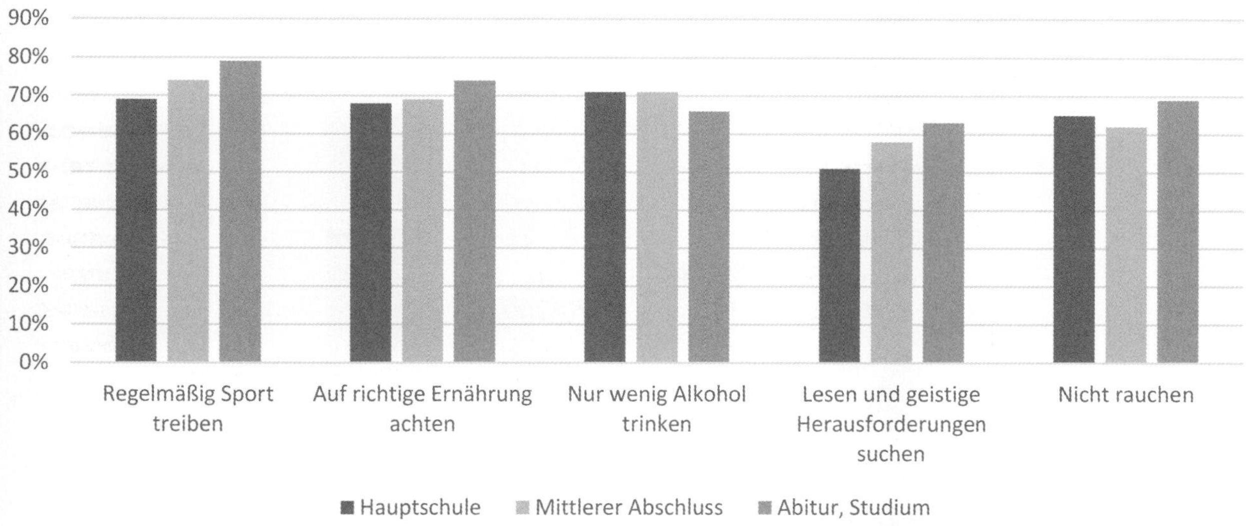

Welche der folgenden Aussagen lässt sich daraus ableiten?

A) Abiturienten achteten in allen Punkten am meisten auf die Vorbeugung von Krankheiten.
B) Schlechtere Bildung ist ein Indikator für schlechtere Prävention von Krankheiten.
C) Im Jahr 2017 haben unter den Befragten mit Hauptschulabschluss und Realschulabschluss mehr durch reduzierten Alkoholgenuss einer Krankheit vorgebeugt als unter Abiturienten.
D) Regelmäßig Sport zu treiben ist die wichtigste Maßnahme zur Vorbeugung von Krankheiten.
E) Menschen mit Hauptschulabschluss haben am meisten auf richtige Ernährung als Maßnahme zur Vorbeugung von Krankheiten geachtet.

9. Die Grafik bildet die medizinischen Rehabilitationsleistungen der gesetzlichen Rentenversicherung für die Jahre 1991 und 2015 ab; sie ist aufgeschlüsselt nach Art der behandelten Erkrankung. Im Jahr 1991 wurden 451.000 Männer und 329.000 Frauen behandelt. 2015 waren es 502.000 Männer und 492.000 Frauen.

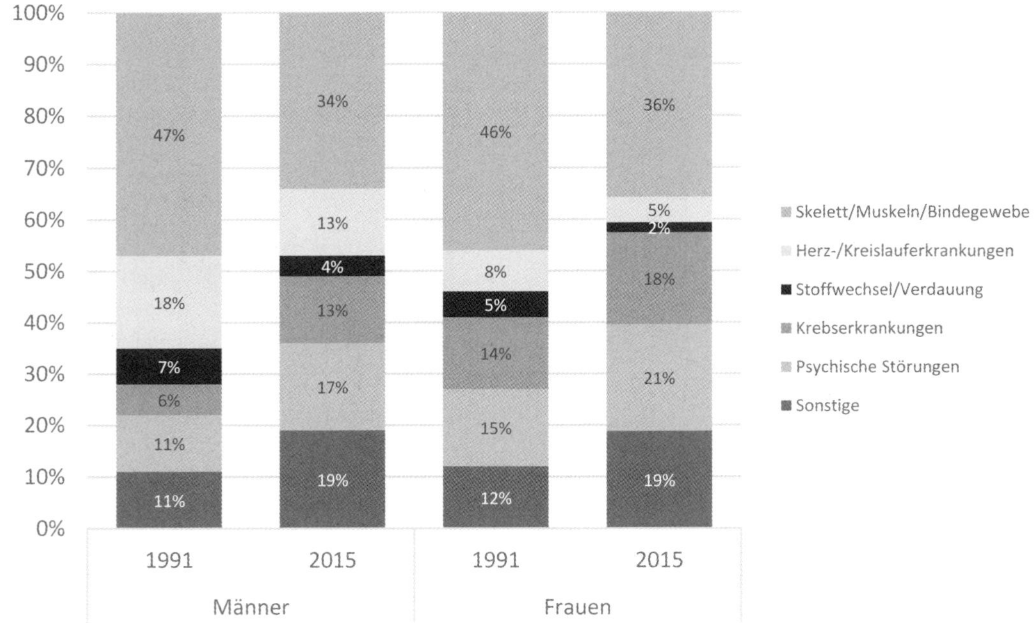

Welche der Aussagen ist korrekt?

A) Es gab 1991 ca. 38.000 weniger herzkreislaufkranke Frauen als Männer.
B) Insgesamt haben die Erkrankungen bei Frauen und Männern gleichermaßen zugenommen.
C) Stoffwechsel- und Verdauungserkrankungen haben bei Frauen im betrachteten Zeitraum um 3 % abgenommen.
D) 2015 wurden durch die gesetzlichen Rentenversicherung ca. 40.000 Männer mit Skelett-/Muskel-/Bindegewebserkrankungen weniger als noch 1991 behandelt.
E) Psychische Erkrankungen nahmen zwischen 1991 und 2015 stetig zu.

10. Die Statistik zeigt die Fallzahlen ausgewählter meldepflichtiger Krankheiten in Deutschland in den Jahren 2012, 2014 und 2016.

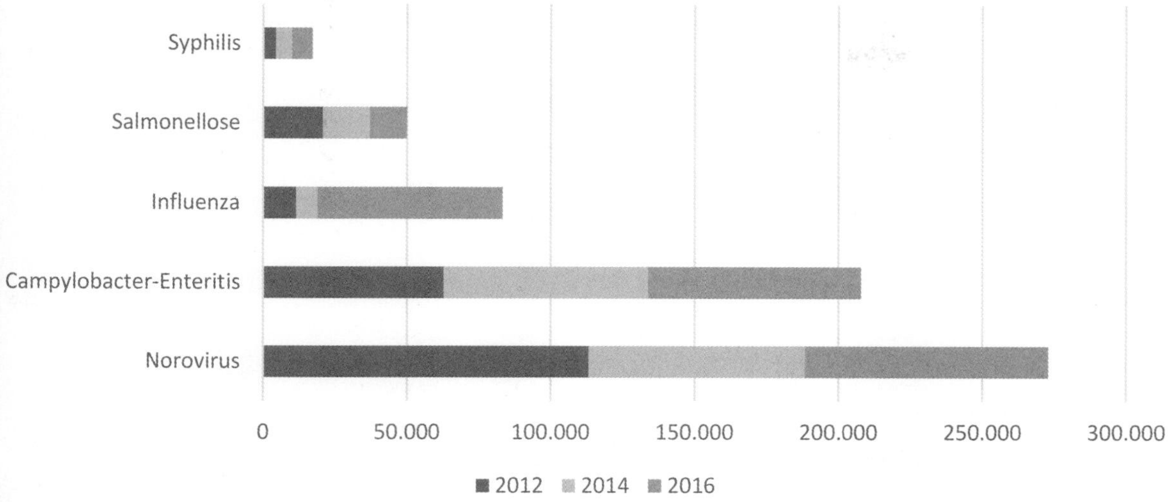

Welche der folgenden Aussagen lässt sich daraus ableiten?

A) 2014 erkrankten mehr Menschen an Campylobacter-Enteritis als am Norovirus.
B) Salmonellose ist die einzige der betrachteten Krankheiten, deren Fallzahlen von Betrachtungsjahr zu Betrachtungsjahr stetig abnehmen.
C) Norovirus ist die tödlichste der oben aufgeführten Krankheiten.
D) Es ist wahrscheinlicher, an Salmonellose zu erkranken als an Syphilis.
E) 2016 erkrankten mehr Menschen an Campylobacter-Enteritis als an Influenza, Salmonellose und Syphilis zusammen.

11. Verbringen Jugendliche einen Großteil ihrer Freizeit im Internet und kommt es dadurch zu Bewegungsmangel, so bleibt das häufig nicht ohne Folgen für ihre physische und psychische Gesundheit. Um festzustellen, wie genau sich ein solches „Extremsurfer"-Verhalten bemerkbar macht, wurden die Eltern von Jugendlichen mit normaler und zu hoher Internetnutzung zu ihren Kindern befragt. Auf der y-Achse ist zu erkennen, wie viel Prozent der befragten Eltern angaben, dass ihr Kind unter der jeweiligen Beschwerde litt.

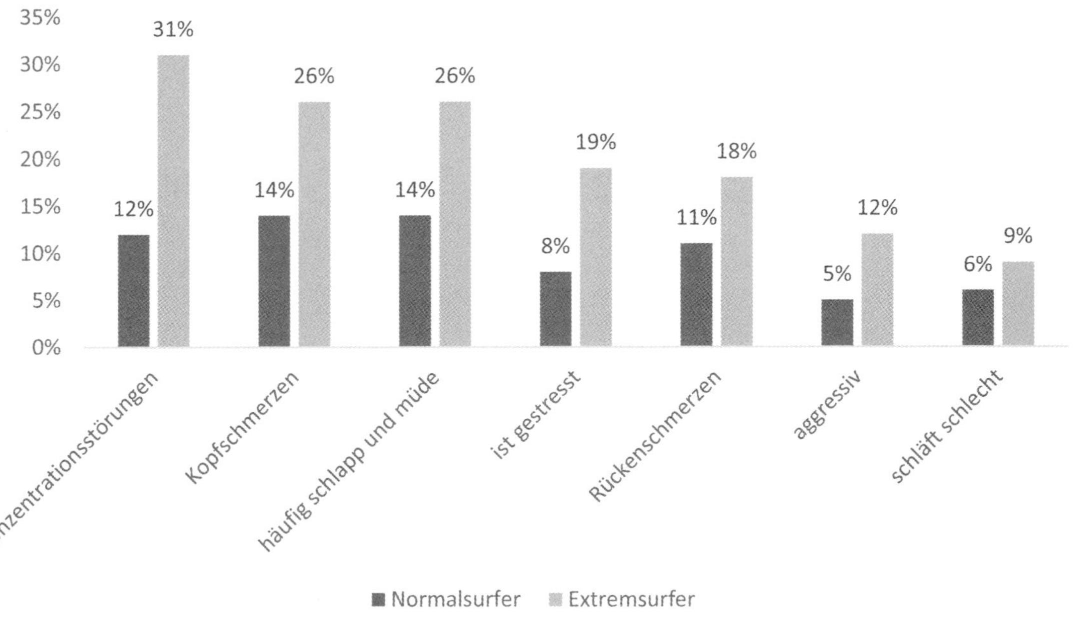

Welche der folgenden Aussagen lässt sich ableiten?

A) Der kleinste Unterschied zwischen Normal- und Extremsurfern hinsichtlich der Anzahl betroffener Personen existiert bei den Konzentrationsstörungen.
B) 8 % aller Normalsurfer gaben an, gestresst zu sein.
C) Der Anteil der Extremsurfer, die unter den genannten Beschwerden leiden, ist im Schnitt ca. 100 % größer als bei den Normalsurfern.
D) 50 % der Extremsurfer, die unter Rückenschmerzen leiden, schlafen schlecht.
E) Die meisten der befragten Eltern gaben an, dass ihre Kinder unter Konzentrationsstörungen leiden.

12. Die Statistik zeigt die Verteilung der Gesamtinvestitionen in US-Pharmaunternehmen nach medizinischem Teilgebiet im Zeitraum von 2008 bis 2017. In dieser Zeit gingen beispielsweise insgesamt 28 % der Investitionen in US-Pharmaunternehmen, die im Bereich Onkologie tätig sind. Von außen nach innen entspricht jedes Quadrat einem 5 %-Schritt.

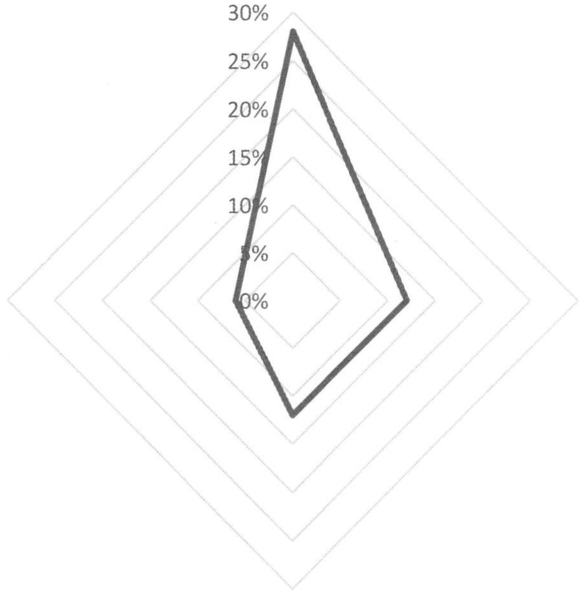

Welche der folgenden Aussagen lässt sich daraus ableiten?

A) Im Zeitraum von 2008 bis 2017 hat die Onkologie-Forschung um 20 % mehr Finanzierung erhalten als die Forschung im Bereich der Neurologie.
B) Im Zeitraum von 2008 bis 2017 hat die Forschung im Bereich der Endokrinologie rund 10 % weniger Investitionen erhalten als die Forschung im Bereich der Infektionskrankheiten.
C) Die Onkologie wird auch nach dem Jahr 2017 die höchste Finanzierung erhalten.
D) Die Bereiche Neurologie und Infektionskrankheiten haben im Zeitraum von 2008 bis 2017 die erhaltenen Investitionen in gleichem Maße steigern können.
E) US-Pharmaunternehmen in den Bereichen Neurologie und Infektionskrankheiten haben im Zeitraum von 2008 bis 2017 etwa gleich hohe Gesamtinvestitionen erhalten.

13. Es wurden 196 Krankenhausärzte und 244 niedergelassene Ärzte dazu befragt, welche digitalen Angebote in ihrem Krankenhaus/ihrer Praxis eingesetzt werden. Die folgende Grafik zeigt den Anteil der befragten Krankenhausärzte und niedergelassenen Ärzte, die das jeweilige Angebot nutzen.

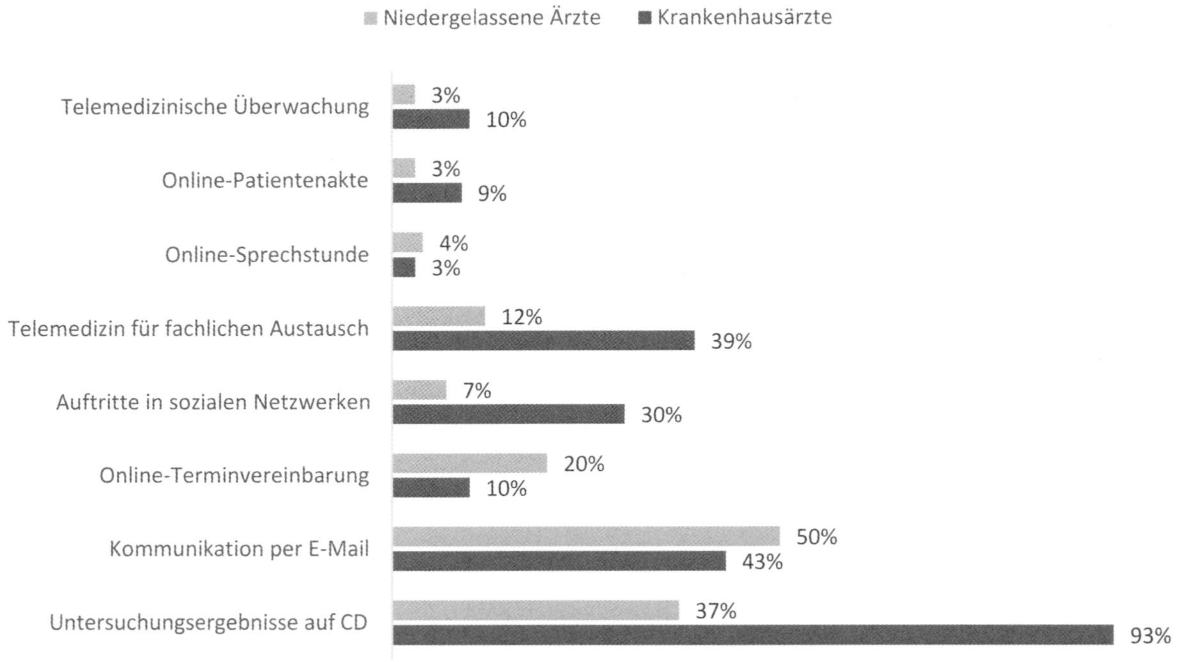

Welche der Aussagen ist korrekt?

A) 21 der befragten Ärzte führen telemedizinische Überwachung durch.
B) Unter den Befragten werden Online-Sprechstunden von 35 % mehr niedergelassenen Ärzten als Krankenhausärzten angeboten.
C) Mindestens 2 % der befragten Krankenhausärzte führen Online-Patientenakten und geben die Untersuchungsergebnisse auf CD weiter.
D) Es gibt 105 Krankenhausärzte, die Untersuchungsergebnisse auf CD anbieten, aber nicht Telemedizin für den fachlichen Austausch nutzen.
E) 30 % aller deutschen Krankenhausärzte gaben an, dass ihr Krankenhaus bereits über einen Auftritt in sozialen Medien verfügt.

14. Die vorliegende Statistik zeigt den weltweiten Pharmaumsatz mit Arzneimitteln zur Behandlung von seltenen Krankheiten, sog. *orphan drugs,* im Zeitraum von 2006 bis 2024. Nach dem Jahr 2019 sind die Werte lediglich prognostiziert.

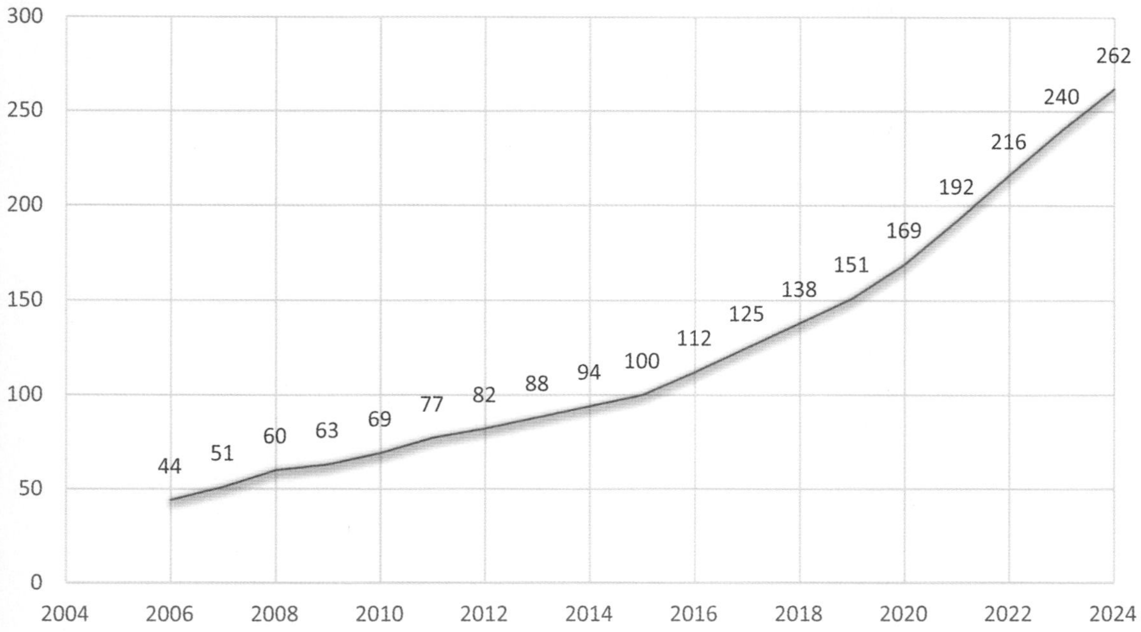

Welche der folgenden Aussagen lässt sich daraus ableiten?

A) In der Grafik lässt sich ein lineares Wachstum des weltweiten Pharmaumsatzes beobachten.
B) Im Zeitraum von 2016 bis 2019 steigt der Pharmaumsatz mit Arzneimitteln zur Behandlung von seltenen Krankheiten linear.
C) Jährlich ist ein Anstieg von seltenen Krankheiten, die bestimme Arzneimittel erfordern, zu beobachten.
D) 2018 leiden mehr als doppelt so viele Menschen an seltenen Krankheiten wie im Jahr 2008.
E) Auch nach dem Jahr 2024 wird der Pharmaumsatz mit Arzneimitteln zur Behandlung von seltenen Krankheiten weiter steigen.

15. Das nachfolgende Diagramm zeigt die Zahl der an Prostatakrebs erkrankten Männer in Deutschland mit Krankenhausaufenthalten im Jahr 2011. Insbesondere ist auch aufgeführt, wie viele dieser Personen sich einer radikalen Prostatektomie (Entfernung der Prostata) oder einer Nerven und Gefäß erhaltenden Behandlung (z. B. Strahlentherapie) unterziehen. Auf der y-Achse ist die jeweilige Anzahl pro 10.000 Männer angegeben, auf der x-Achse das Alter.

Hinweis: Alle Aussagen beziehen sich auf die deutschen Prostatakrebskranken im Jahr 2011, die sich auch in einem Krankenhaus behandeln ließen.

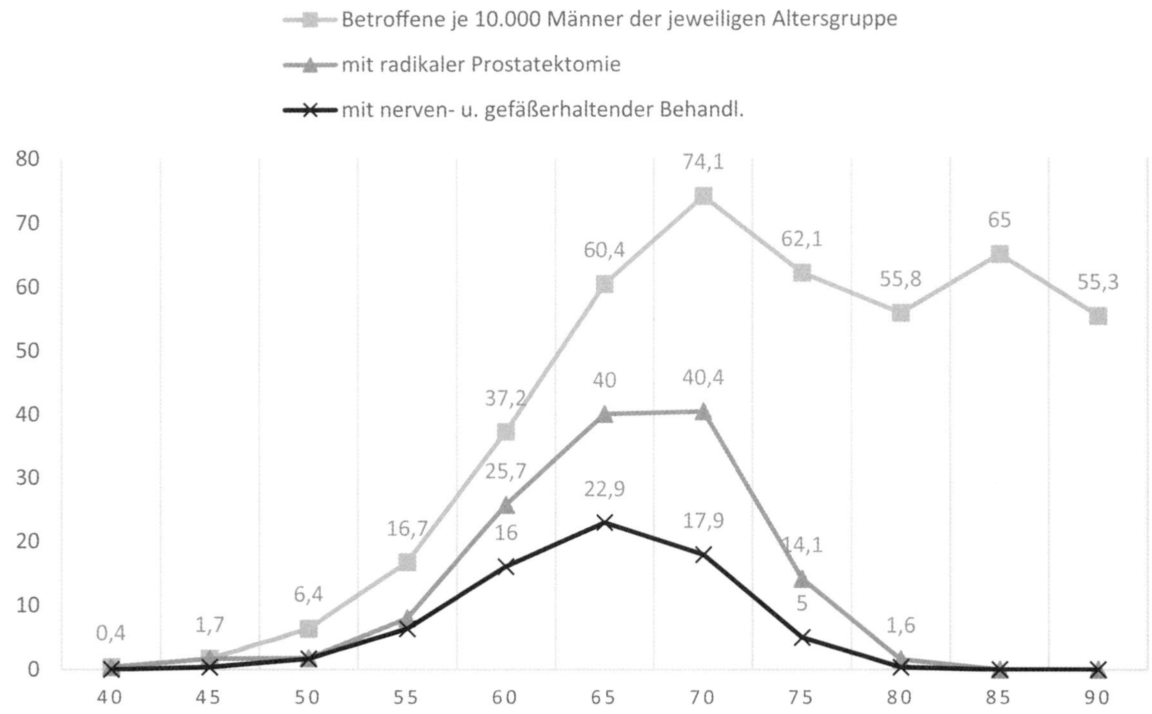

Welche der folgenden Aussagen lässt sich aus dem Diagramm ableiten?

A) Rund 40 % aller 65-jährigen Prostatakrebskranken ließen sich die Prostata entfernen.
B) Die Prostatektomie ist bei Männern in jedem Alter mindestens gleich beliebt wie die Strahlentherapie.
C) Es gab ca. 19 prostatakrebserkrankte 75-jährige Männer pro 10.000, die sich entweder die Prostata entfernen ließen oder sich einer Strahlentherapie unterzogen haben.
D) Es gab 2011 ca. 16 unter 10.000 70-jährigen Männern, die sich weder einer Prostatektomie noch einer Nerven und Gefäß erhaltenden Therapie unterzogen haben.
E) Mindestens 4,5 von 10.000 der 60-jährigen Prostatakrebskranken haben sowohl eine Prostatektomie als auch eine Strahlentherapie vornehmen lassen.

16. Die Statistik zeigt die Höhe der internationalen HIV-Hilfen nach Geberländern im Jahr 2016. Der jeweilige Betrag wird in Millionen US-Dollar angegeben. Insgesamt werden etwa 7.000 Millionen US-Dollar, auch von Ländern, die hier nicht aufgezählt sind, zur Verfügung gestellt.

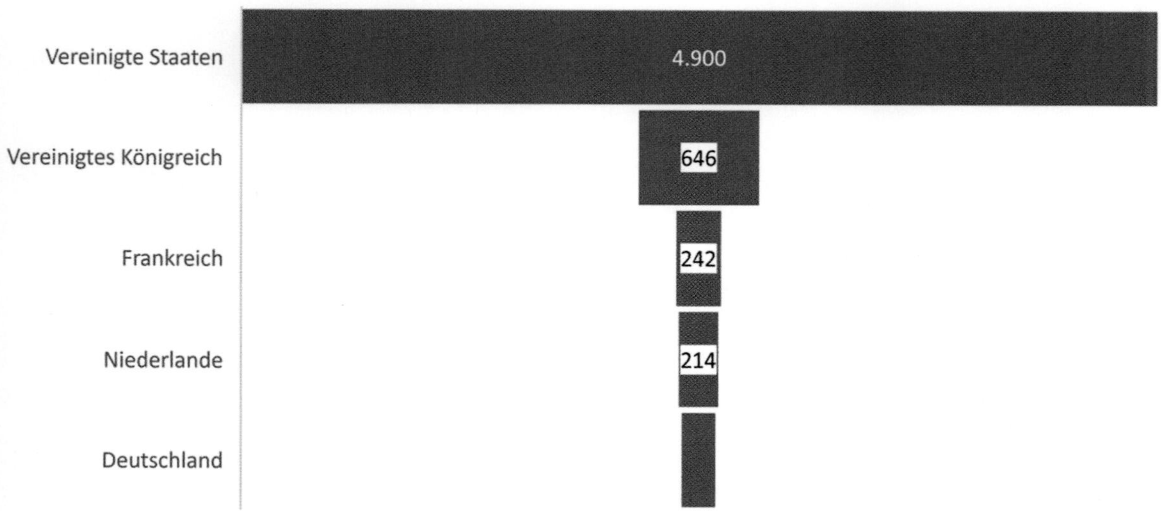

Welche der folgenden Aussagen lässt sich daraus ableiten?

A) Das Vereinigte Königreich hat im Jahr 2016 weniger HIV-Hilfen gegeben als Frankreich, Niederlande und Deutschland zusammen.
B) Die Vereinigten Staaten haben im Jahr 2016 etwa 70 % aller HIV-Hilfen gespendet.
C) Frankreich hat 2017 mehr Geld für HIV-Hilfen zur Verfügung gestellt als Deutschland.
D) Das Vereinigte Königreich hat im Jahr 2016 dreimal so viel Geld für HIV-Hilfen bereitgestellt wie Deutschland.
E) In den Vereinigten Staaten sind mehr Menschen an HIV erkrankt als in den anderen aufgeführten Ländern.

17. Die Statistik zeigt den Einzelhandelsumsatz mit Cannabis für medizinische und nichtmedizinische Zwecke in den USA in den Jahren 2016 bis 2021. Es handelt sich dabei um prognostizierte Werte. Die Werte auf der y-Achse sind in Milliarden US-Dollar angegeben.

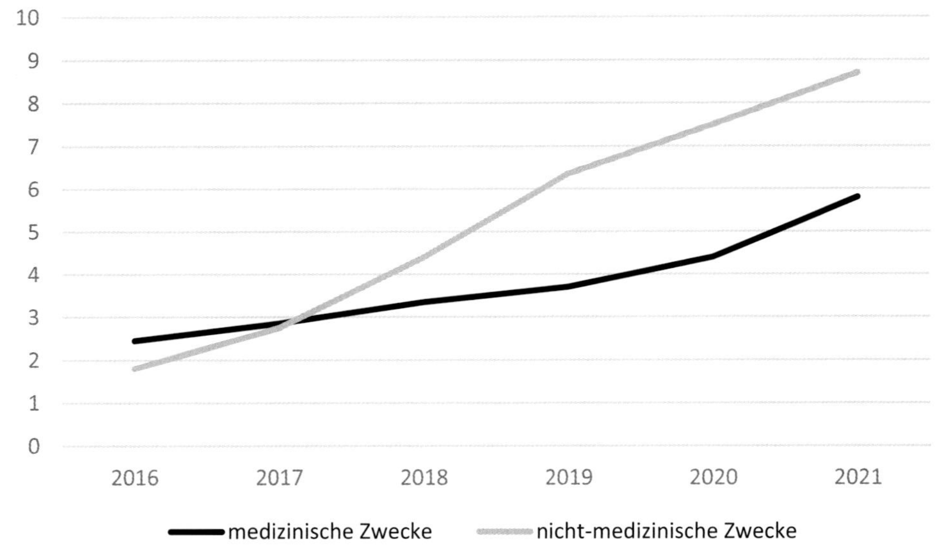

Welche der folgenden Aussagen lässt sich aus dem Diagramm ableiten?

A) Der Einzelhandelsumsatz mit Cannabis für medizinische Zwecke verhält sich proportional zum Einzelhandelsumsatz mit Cannabis für nichtmedizinische Zwecke.
B) Im Jahr 2016 konsumierten noch mehr Menschen Cannabis für medizinische als für nichtmedizinische Zwecke.
C) Aufgrund der zunehmenden Steigung wird nach dem Jahr 2021 der Einzelhandelsumsatz mit Cannabis für medizinische Zwecke den Umsatz für nichtmedizinische Zwecke übersteigen.
D) Der Einzelhandelsumsatz mit Cannabis für nichtmedizinische Zwecke steigt in den Jahren 2016 bis 2019 absolut und relativ stärker als der Umsatz mit Cannabis für medizinische Zwecke.
E) Der nichtmedizinische Cannabisgenuss ist in der Gesellschaft nach 2017 weiter verbreitet als der medizinische Gebrauch.

18. Die untenstehende Tabelle gibt die durchschnittliche Gewichts- und Größenzunahme eines Kindes über die Schwangerschaftswochen (SSW) 8 bis 41 an. Von der 8. SSW bis zur 20. SSW wird die Größe des Kindes vom Scheitel bis zum Steiß gemessen, danach vom Scheitel bis zur Ferse.

8. SSW	1,5 cm	1 g	**20. SSW**	25,5 cm	300 g	**32. SSW**	42,4 cm	1700 g
9. SSW	2,2 cm	2 g	**21. SSW**	26,7 cm	360 g	**33. SSW**	43,7 cm	1900 g
10. SSW	3,0 cm	4 g	**22. SSW**	27,7 cm	430 g	**34. SSW**	45,0 cm	2150 g
11. SSW	4,1 cm	7 g	**23. SSW**	29,0 cm	500 g	**35. SSW**	46,2 cm	2400 g
12. SSW	5,4 cm	14 g	**24. SSW**	30,0 cm	600 g	**36. SSW**	47,5 cm	2600 g
13. SSW	7,3 cm	22 g	**25. SSW**	34,5 cm	660 g	**37. SSW**	48,5 cm	2850 g
14. SSW	8,7 cm	42 g	**26. SSW**	35,6 cm	760 g	**38. SSW**	49,9 cm	3100 g
15. SSW	10,0 cm	70 g	**27. SSW**	36,5 cm	875 g	**39. SSW**	50,7 cm	3300 g
16. SSW	11,5 cm	100 g	**28. SSW**	37,6 cm	1000 g	**40. SSW**	51,3 cm	3450 g
17. SSW	13,0 cm	140 g	**29. SSW**	38,6 cm	1150 g	**41. SSW**	51,8 cm	3600 g
18. SSW	14,2 cm	190 g	**30. SSW**	40,0 cm	1300 g			
19. SSW	15,3 cm	240 g	**31. SSW**	41,1 cm	1500 g			
20. SSW	16,4 cm	300 g						

Welche der Aussagen sind NICHT ableitbar?

I. In den ersten 20 Schwangerschaftswochen betrug die durchschnittliche wöchentliche Wachstumsrate ca. 15,9 %.
II. Zwischen der 12. und der 24. SSW wuchs das Kind um den Faktor 5,6.
III. In den letzten drei Schwangerschaftswochen nehmen Kinder durchschnittlich noch 450 g zu.

A) Alle drei.
B) Nur Aussage II und III.
C) Nur Aussage I und II.
D) Nur Aussage I.
E) Keine der drei.

19. Die Statistik zeigt die Anzahl der häufigsten diagnostischen Maßnahmen an vollstationären Patienten und Patientinnen in deutschen Krankenhäusern im Jahr 2017. Mit dem sog. amtlichen Operationen- und Prozeduren-Schlüssel (OPS) werden Operationen und andere medizinische Prozeduren in der stationären Versorgung und im Bereich ambulanter OPs verschlüsselt. Er bildet die offizielle Prozeduren-Klassifikation für Leistungsnachweise und Abrechnungen der deutschen Krankenhäuser.

OPS*-Schlüssel	Anzahl
1-632 Diagnostische Ösophagogastroduodenoskopie	1.198.857
1-275 Transarterielle Linksherz-Katheteruntersuchung	843.944
1-208 Registrierung evozierter Potentiale	775.458
1-440 Endoskopische Biopsie an oberem Verdauungstrakt, Gallengängen und Pankreas	711.982
1-650 Diagnostische Koloskopie	654.861
1-710 Ganzkörperplethysmographie	606.394
1-207 Elektroenzephalographie (EEG)	576.697
1-620 Diagnostische Tracheobronchoskopie	445.732
1-711 Bestimmung der CO-Diffusionskapazität	293.962
1-444 Endoskopische Biopsie am unteren Verdauungstrakt	260.700

Welche der folgenden Aussagen lässt sich daraus ableiten?

A) In deutschen Krankenhäusern wurden im Jahr 2017 doppelte so viele diagnostische Koloskopien wie diagnostische Tracheobronchoskopien durchgeführt.
B) Die diagnostische Ösophagogastroduodenoskopie war in den Jahren 2014 bis 2017 die häufigste diagnostische Maßnahme in deutschen Krankenhäusern.
C) Im vollstationären Rahmen wurden 2017 ca. 40 % mehr transarterielle Linksherz-Katheteruntersuchungungen vollzogen als Ganzkörperplethysmographien.
D) Die Anzahl der endoskopischen Biopsien des oberen Verdauungstrakts, der Gallengänge und des Pankreas war im Jahr 2017 in deutschen Krankenhäusern geringer als die Anzahl von Bestimmungen der CO-Diffusionskapazität und der endoskopischen Biopsien am unteren Verdauungstrakt zusammen.
E) Die Anzahl der transarteriellen Linksherz-Katheteruntersuchungen war im Jahr 2017 in deutschen Krankenhäusern höher als die Anzahl der drei am wenigsten durchgeführten diagnostischen Maßnahmen zusammen.

20. In den USA existierte lange Zeit keine gesetzliche Krankenversicherung. Mittlerweile werden zumindest arme, alte und behinderte Menschen in Form von Medicare (hauptsächlich Menschen ab 65 Jahren) und Medicaid unterstützt – sofern nötig. Darüber hinaus werden Krankenversicherungen auch über Arbeitgeber gedeckt. Die untenstehende Grafik zeigt die prozentuale Verteilung der rund 4.556.500 Bürger Louisianas auf die verschiedenen Modelle im Jahr 2014.

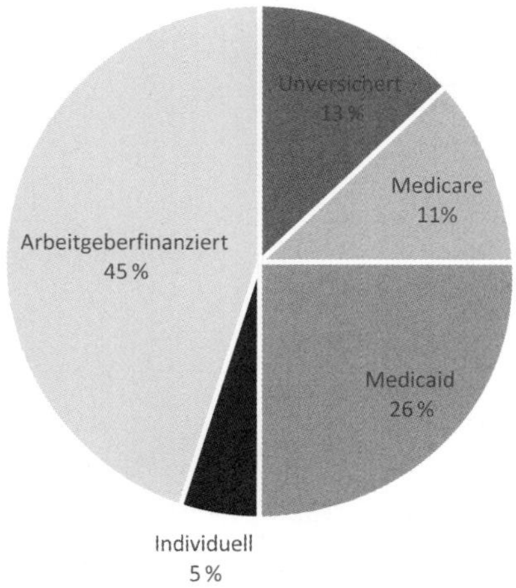

Was lässt sich aus der Grafik ableiten?

A) Der Staatshaushalt deckt ca. 37 % der Gesundheitsausgaben in den USA.
B) 11 % der Bevölkerung Louisianas sind über 65 Jahre alt.
C) Ca. 12,5 % der Versicherten in Louisiana sind durch Medicare abgesichert.
D) 45 % der Unternehmen in Louisiana garantieren ihren Mitarbeitern Krankenversicherungen.
E) Der Anteil der individuell Vorsorgenden unter den Versicherten ist 40 Prozentpunkte kleiner als der Anteil der Medicaid-Versicherten.

21. Die Statistik zeigt die Ergebnisse einer Umfrage zur Verbreitung ausgewählter chronischer Krankheiten in Deutschland aus dem Jahr 2016. Dazu wurden zwischen März 2016 und Mai 2016 insgesamt 2.550 Personen ab 18 Jahren befragt, die von einer chronischen Krankheit betroffen waren.

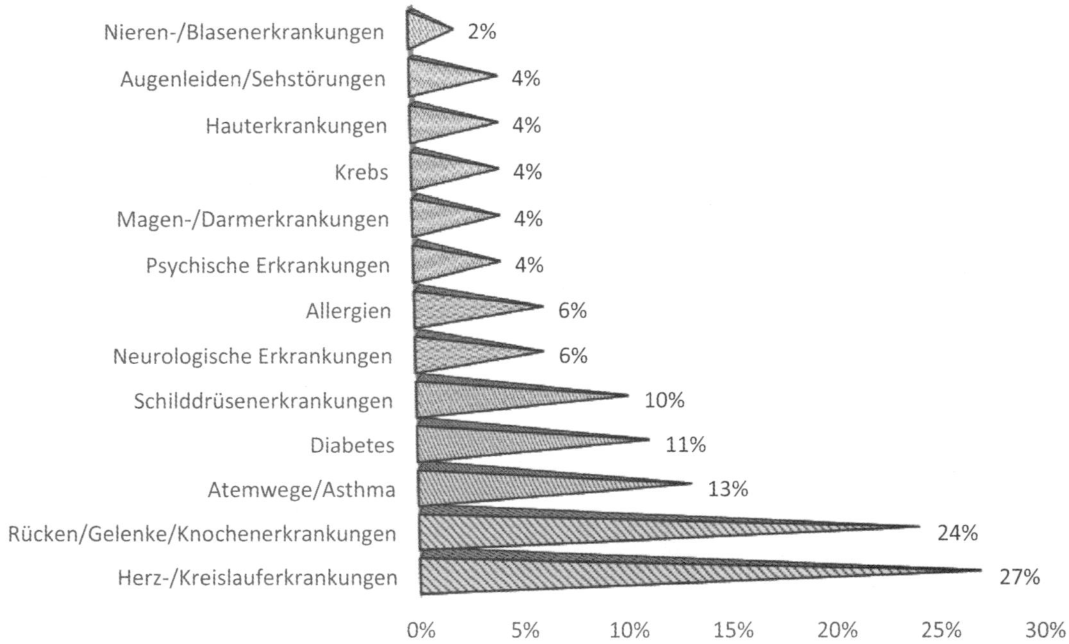

Welche der folgenden Aussagen lässt sich daraus ableiten?

A) Personen unter 18 Jahren sind in der Regel nicht von chronischen Krankheiten betroffen.
B) Die Wahrscheinlichkeit, im Jahr 2016 an Diabetes erkrankt zu sein, war mindestens doppelt so hoch wie die Wahrscheinlichkeit, von Krebs betroffen zu sein.
C) Alle Befragten waren jeweils nur von einer chronischen Krankheit betroffen.
D) Mindestens 255 der Befragten waren im Jahr 2016 von einer Schilddrüsenerkrankung oder einer neurologischen Erkrankung betroffen.
E) Herz-Kreislauf-Erkrankungen waren im Jahr 2016 die tödlichste Art chronischer Krankheiten.

22. Das vorliegende Diagramm zeigt die Entwicklung der Arbeitsunfähigkeitsfälle (AU-Fälle) und der Arbeitsunfähigkeitstage (AU-Tage) in Prozent als Indexdarstellung zum Basisjahr 1994.

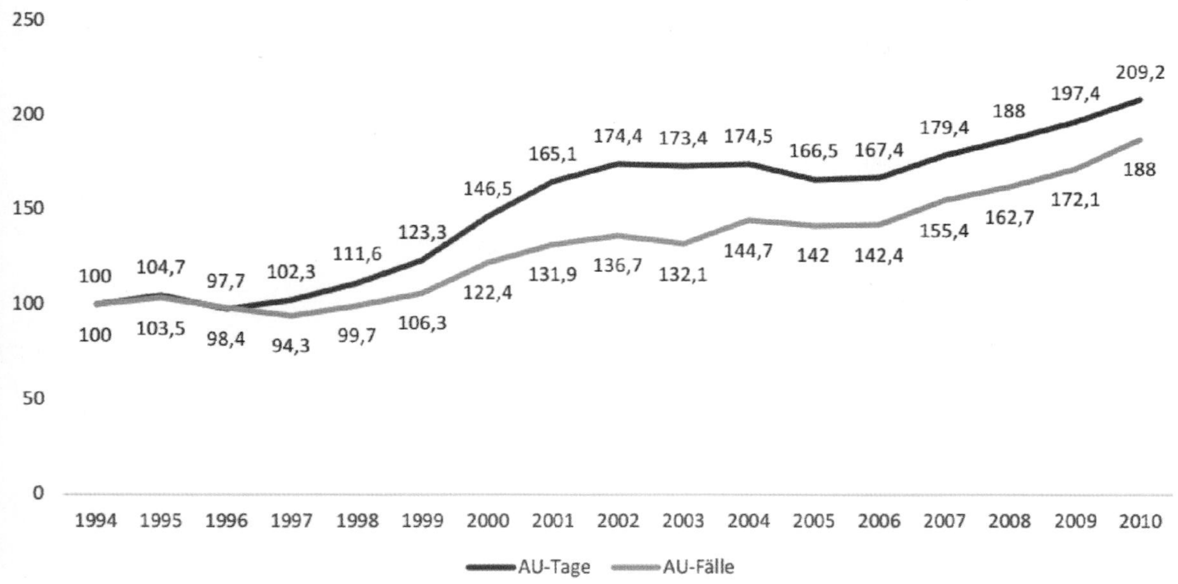

Welche der Aussagen ist aus dem Diagramm ableitbar?

A) Der Zuwachs der AU-Tage zwischen 1994 und 2010 war um 21,2 Prozentpunkte größer als der der AU-Fälle.
B) Ab 1997 gab es zwar mehr AU-Fälle als noch 1994, jedoch fielen die Betroffenen im Schnitt weniger Tage aus.
C) Im Jahr 1998 gab es ca. 112 mehr Arbeitsunfähigkeitstage als entsprechende Fälle.
D) 2004 war eine Person bei einem Fall von Arbeitsunfähigkeit im Schnitt ca. 1,2 Tage arbeitsunfähig.
E) Im angegebenen Zeitraum lag die Zahl der AU-Fälle nur von 1996 bis 1998 unter 100.

23. Die vorliegende Statistik zeigt die Teilnahmeraten der Versicherten der PARMER GEK an Hautkrebs-Screenings nach Alter in den Jahren von 2008 bis 2012.

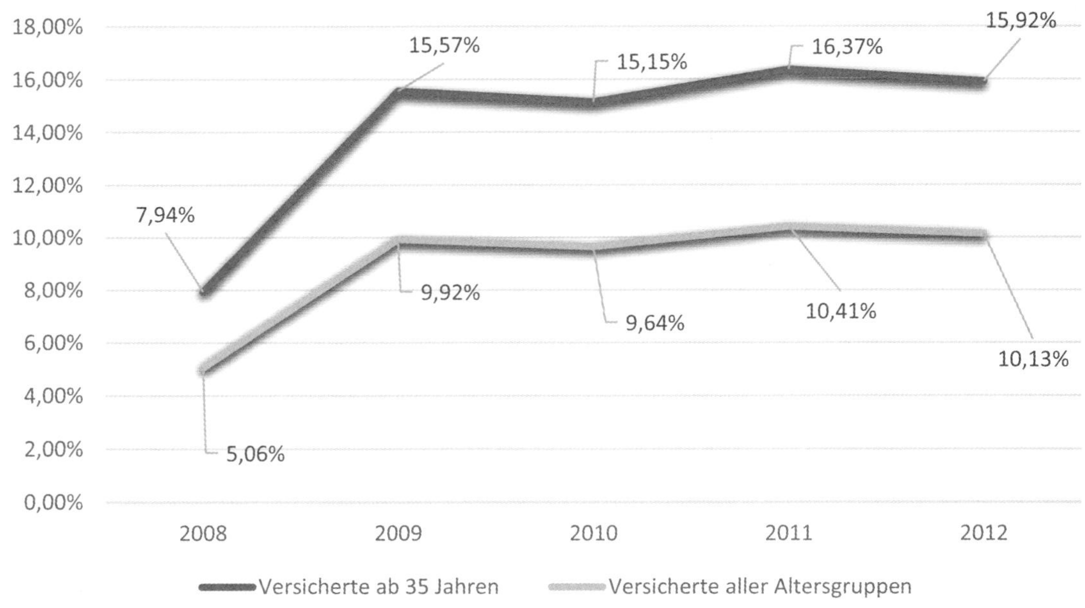

Welche der folgenden Aussagen lässt sich daraus ableiten?

A) Versicherte der PARMER GEK, die jünger als 35 Jahre alt sind, nahmen in den Jahren von 2008 bis 2012 seltener an Hautkrebs-Screenings teil als Versicherte ab 35 Jahren.
B) Der rasante Anstieg der Teilnehmerrate der Versicherten der PARMER GEK an Hautkrebs-Screenings vom Jahr 2008 bis 2009 ist auf eine erhöhte Inzidenz von Hautkrebs in diesem Jahr zurückzuführen.
C) Junge Versicherte der PARMER GEK nahmen seltener an Hautkrebs-Screenings teil, da sie eine geringere Wahrscheinlichkeit aufwiesen, an Hautkrebs zu erkranken.
D) Man kann davon ausgehen, dass die Teilnehmerrate an Hautkrebs-Screenings nach dem Jahr 2012 steigen wird.
E) Im Jahr 2009 war die Teilnehmerrate an Hautkrebs-Screenings bei Versicherten der PARMER GEK ab 35 Jahren mindestens dreimal so hoch wie die der Versicherten aller Altersgruppen.

24. Die abgebildete Grafik zeigt den Verlauf einer HIV-Infektion hinsichtlich der Zahl der CD4⁺ T-Lymphozyten und HIV-RNA (Ribonukleinsäure)-Kopien im Körper. Der Verlauf wird in drei Phasen eingeteilt, die akute Phase bis zur neunten Woche nach Infektion, die Latenzzeit von der neunten Woche bis zum achten Jahr nach Infektion und die AIDS-Symptom-Phase ab dem achten Jahr nach Infektion.

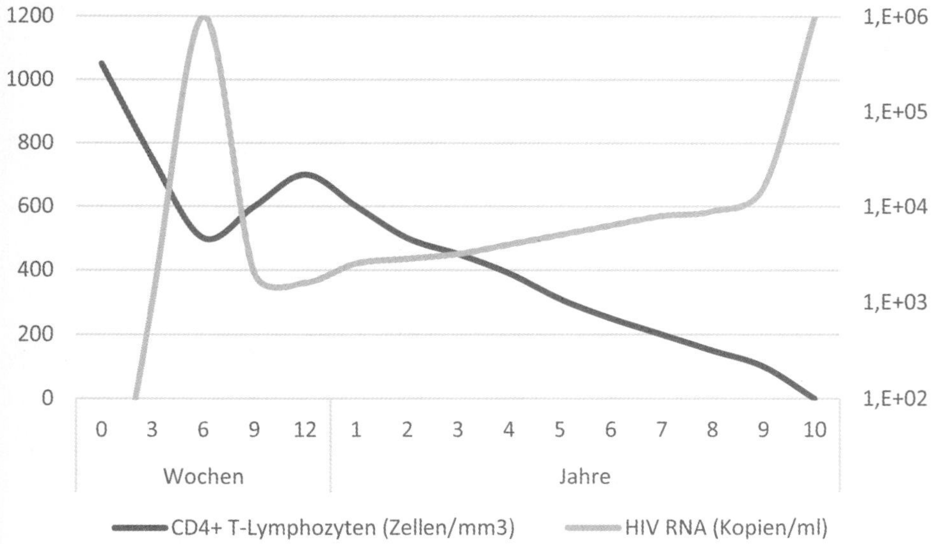

Was lässt sich aus der Grafik ableiten?

A) Nach 4 Jahren gibt es erstmals mehr HIV-RNA-Kopien als CD4⁺ T-Lymphozyten.
B) Die Zahl der CD4⁺ T-Lymphozyten nimmt nach 12 Wochen stetig ab.
C) HIV-Symptome lassen sich nur bei mehr als 10^3 RNA-Kopien pro ml Blutplasma wahrnehmen.
D) Im zehnten Jahr ist das Verhältnis an Kopien pro Flüssigkeitsmenge der RNA-Kopien gleich hoch wie das der CD4⁺ T-Lymphozyten nach rund einer Woche.
E) In der akuten Phase treten erstmals Symptome auf.

Übungsset 2

Beantworten Sie die Fragen zu den folgenden Diagrammen und Tabellen.
(TMS: 60 Min. für 24 Aufgaben, EMS: 50 Min. für 20 Aufgaben)

1. Die Statistik aus dem Jahr 2017 zeigt das Ergebnis einer Umfrage zu Ängsten vor ausgewählten Krankheiten je nach Bildungsabschluss. Auf der y-Achse ist dargestellt, wie viel Prozent der Befragten vor der jeweiligen, auf der x-Achse genannten Krankheit Angst haben. Alle Aussagen beziehen sich auf die Befragten.

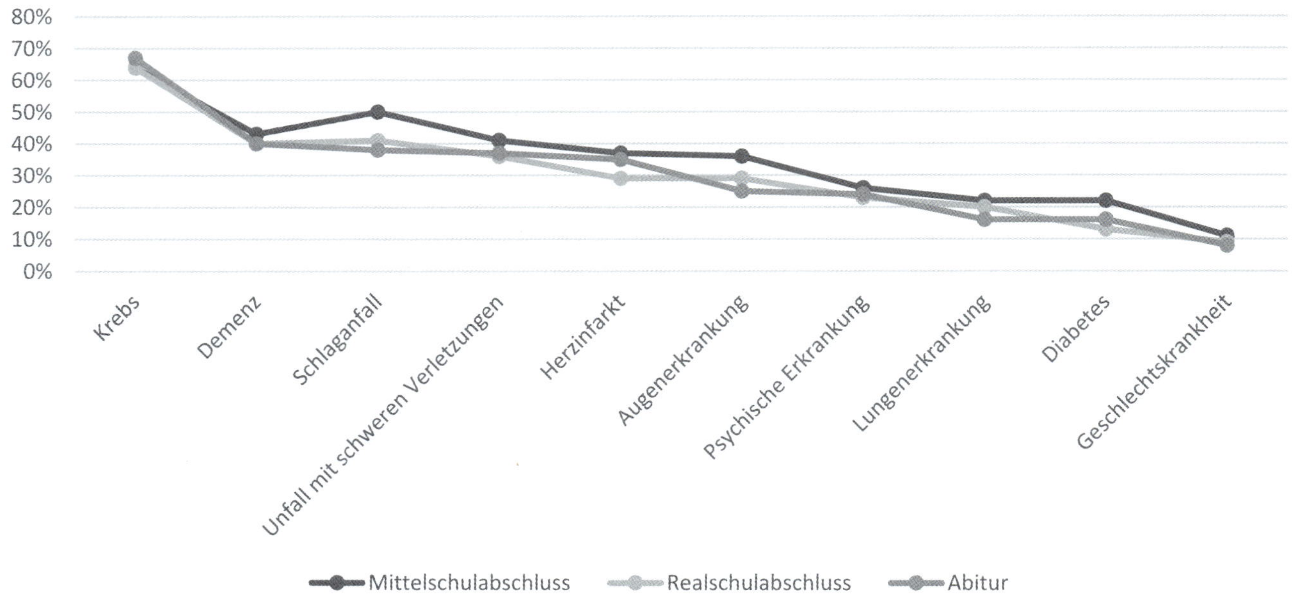

Welche der folgenden Aussagen lässt sich daraus ableiten?

A) Abiturienten haben vor einem Herzinfarkt genauso große Angst wie an einer Demenz zu erkranken.
B) Menschen mit einem Realschulabschluss haben am meisten Angst vor Krebs.
C) Der Anteil, der Angst vor den genannten Krankheiten hat, ist unter Menschen mit Mittelschulabschluss durchschnittlich am höchsten.
D) Bei Menschen mit einem Mittelschulabschluss besteht die größte Wahrscheinlichkeit, an einer Krankheit zu erkranken.
E) Weniger Abiturienten als Menschen mit Realschulabschluss haben Angst, an einer psychischen Krankheit zu erkranken.

2. Einige Pharmaunternehmen wurden 2015 dazu befragt, welchen Stellenwert nachfolgende Szenarien in 10 Jahren im deutschen Gesundheitswesen haben werden. Abgebildet ist der jeweilige Anteil an befragten Unternehmen, die einer der Aussagen zu den Szenarien zugestimmt haben.

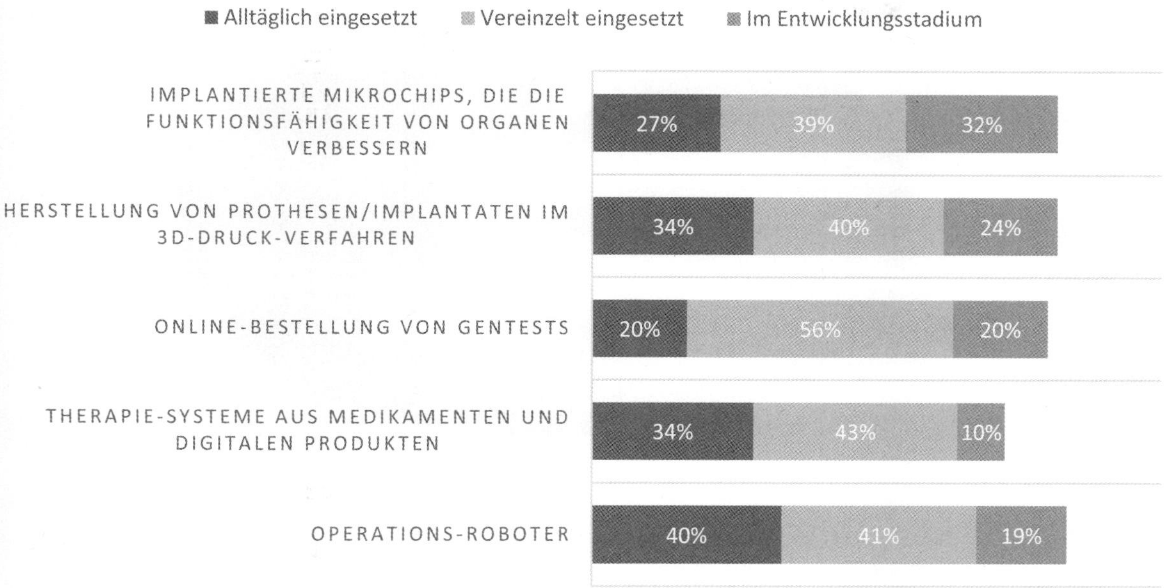

Welche der folgenden Aussagen kann man ableiten?

A) Aktuell werden in 34 % der befragten Unternehmen täglich 3D-Druckverfahren zur Herstellung von Prothesen/Implantaten verwendet.
B) In 10 Jahren wird die Entwicklung von Mikrochips, die die Funktionsfähigkeit von Organen verbessern, zu 32 % abgeschlossen sein.
C) Die Mehrheit der deutschen Pharmaunternehmen geht davon aus, dass Gentests 2025 vereinzelt online bestellt werden.
D) 60 % der befragten Pharmaunternehmen gehen davon aus, dass Operationsroboter 2025 nicht alltäglich eingesetzt werden.
E) Nach Meinung der Befragten werden 2025 40 % der Unternehmen Prothesen im 3D-Druckverfahren herstellen, während 24 % der Unternehmen noch mit der Entwicklung beschäftigt sind.

3. Die Statistik zeigt die weltweite Anzahl der Todesfälle aufgrund ausgewählter übertragbarer Krankheiten im Jahr 2015. Die Todesfälle sind in Tausenden angegeben.

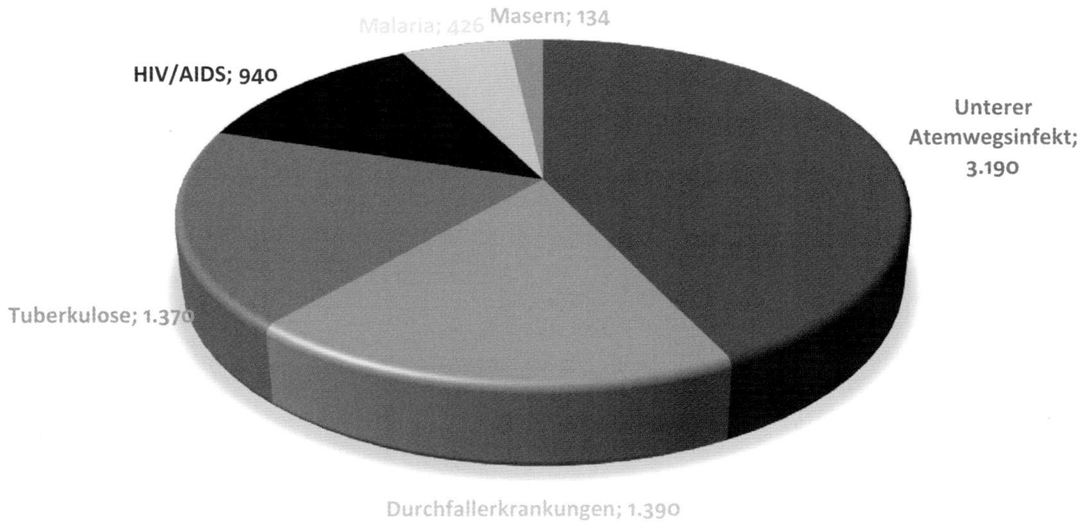

Welche der Aussagen lässt sich aus der Abbildung ableiten?

A) Die wenigsten Menschen erkrankten im Jahr 2015 an Masern.
B) Das Übertragungsrisiko war im Jahr 2015 für untere Atemwegsinfektionen am höchsten.
C) 2015 war HIV/AIDS die vierttödlichste Krankheit.
D) Tuberkulose war im Jahr 2015 schwerer zu behandeln als HIV/AIDS.
E) 2015 starben mehr Menschen an einer unteren Atemwegsinfektion als an Durchfallerkrankungen, Tuberkulose und Malaria zusammen.

4. Das untenstehende Diagramm zeigt, wie viel Prozent der 177 befragten Unternehmen der Automobilbranche und 1.006 Verbraucher den jeweiligen Punkt als einen der größten Vorteile selbstfahrender Autos sehen.

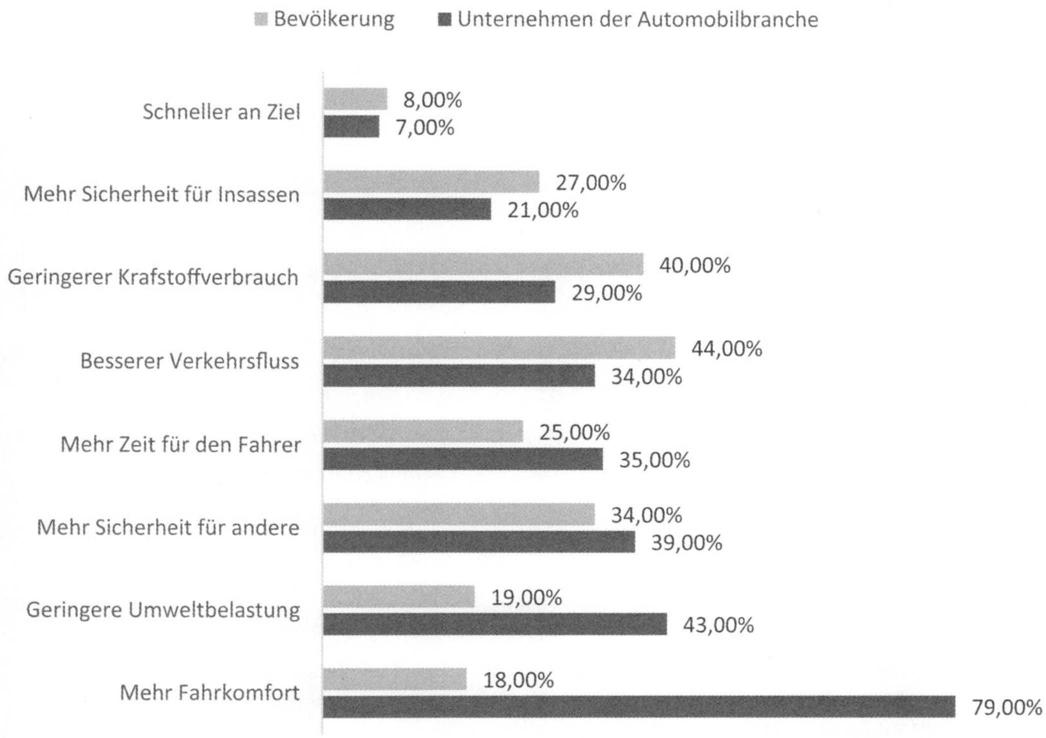

Welche der Aussagen sind falsch?

I. Beim Fahrkomfort gehen die Meinungen der befragten Unternehmen und Verbraucher am meisten auseinander.
II. Von den befragten Unternehmen der Automobilbranche sehen die wenigsten das schnellere Erreichen des Ziels als einen der größten Vorteile autonomer Autos.
III. Von ca. 70 befragten Unternehmen wird die Sicherheit für andere als einer der größten Vorteile gesehen.

A) Nur die Aussagen II und III.
B) Keine der Aussagen.
C) Nur Aussage I.
D) Nur Aussage II.
E) Jede der Aussagen.

5. Diese Statistik zeigt die Höhe der weltweiten Fördermittel für die Erforschung vernachlässigter Krankheiten, sog. „neglected diseases", in den Jahren 2012, 2014 und 2016. Die Werte sind in Millionen US-Dollar angegeben.

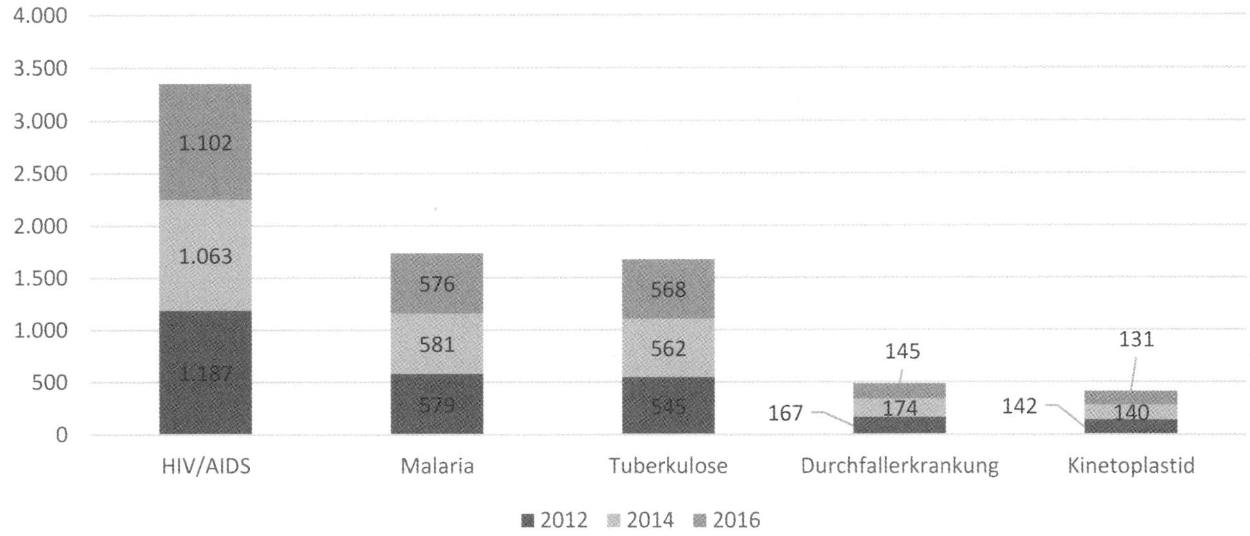

Welche der folgenden Aussagen lässt sich daraus ableiten?

A) Bei keiner der betrachteten Erkrankungen sind die Spendengelder zwischen 2012 und 2016 relativ so stark zurück gegangen wie bei Durchfallerkrankungen.
B) Kinetoplastid ist weniger erforscht als HIV/AIDS.
C) Im Jahr 2016 wurden mehr Fördermittel für vernachlässigte Krankheiten gespendet als im Jahr 2012.
D) In den Jahren 2012 bis 2016 wurden in jedem Jahr mehr Fördermittel für HIV/AIDS gespendet als für Tuberkulose.
E) Keine andere Krankheitsforschung erhält mehr Spendengelder als die HIV/AIDS-Forschung.

6. Die abgebildete Grafik zeigt die Sterberate bei Infektionskrankheiten pro 100.000 Einwohnern in der Schweiz, wobei ab 1985 Aids- von „Nicht-Aids"-Erkrankungen unterschieden wurden. Auf der y-Achse ist die Zahl der Todesopfer unter 100.000 Einwohnern eingetragen und auf der x-Achse das Jahr.

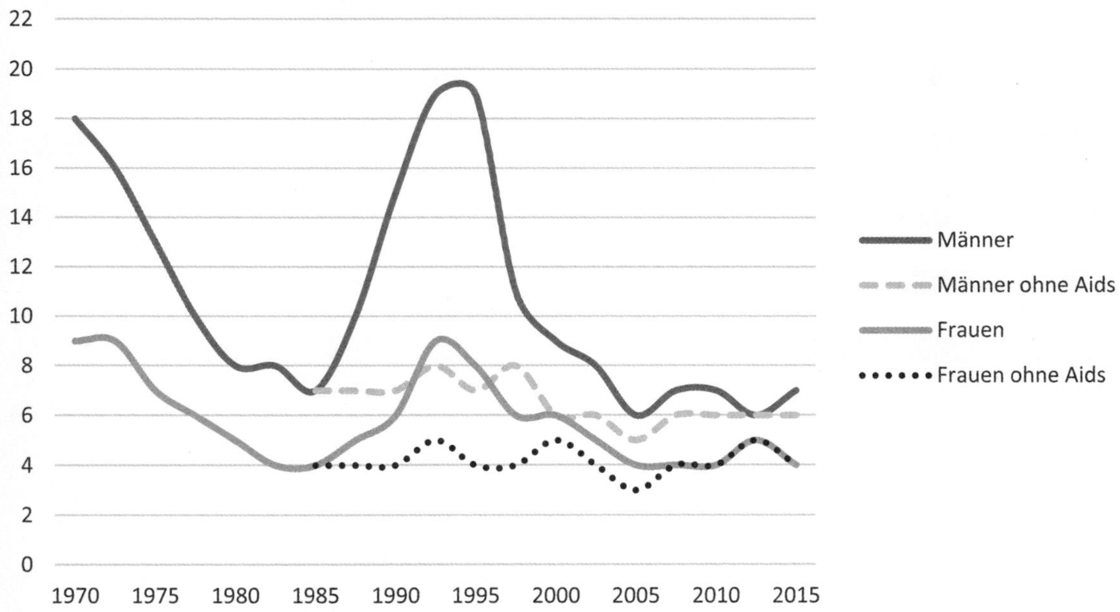

Welche Aussagen sind NICHT zutreffend?

I. 1995 war der Unterschied in der Sterberate bei Infektionskrankheiten zwischen der jeweiligen gesamten Personengruppe und Nicht-Aidskranken bei Männern ca. 3-mal so hoch wie bei Frauen.
II. Im Jahr 2015 sind in der Schweiz ca. 11 pro 100.000 Menschen an Infektionskrankheiten gestorben.
III. Die Sterberaten von Aidskranken Männern und Frauen verhalten sich nach 1995 umgekehrt proportional zueinander.

A) Nur Aussage III.
B) Jede der Aussagen.
C) Nur Aussagen II und III.
D) Keine der Aussagen.
E) Nur Aussagen I und III.

7. Die Statistik zeigt die Ergebnisse einer Umfrage zur Verbreitung von chronischen Krankheiten in Deutschland aus den Jahren 2013 bis 2018. Dabei wurden dieselben Menschen jedes Jahr gefragt, ob sie an einer chronischen Krankheit leiden.

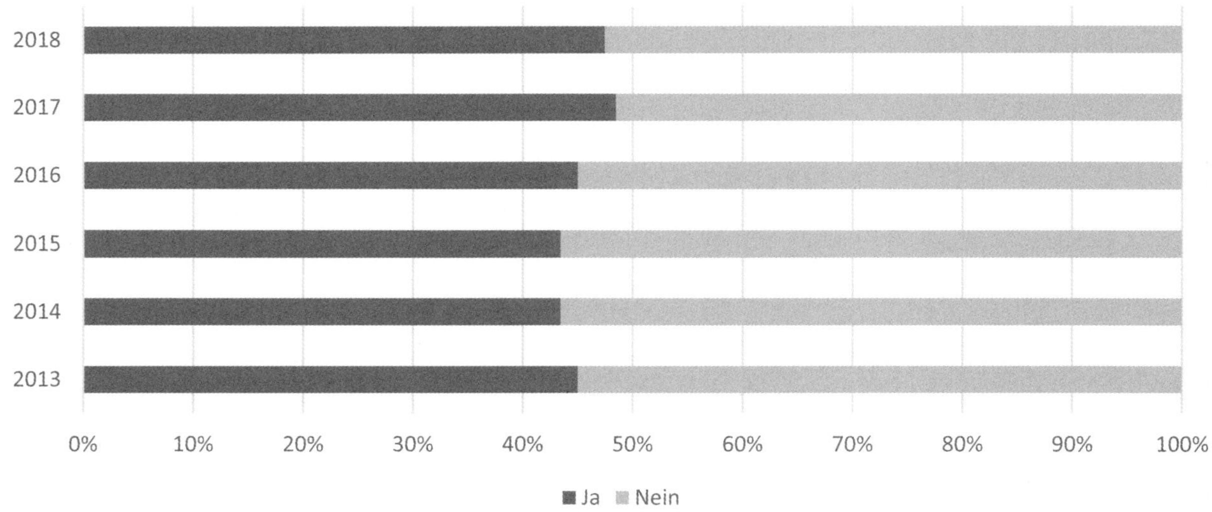

Welche der folgenden Aussagen lässt sich aus der Statistik ableiten?

A) Es gab im Jahr 2018 mehr chronische Krankheiten als 2013.
B) Bis zum Jahr 2020 werden über 50 % der Deutschen eine chronische Krankheit haben.
C) Die Zahl der chronisch Kranken wird ab dem Jahr 2018 weiter zurückgehen.
D) Im Zeitraum 2014 bis 2015 hat sich die Anzahl der chronisch Kranken unter den Befragten am wenigsten verändert.
E) Die Anzahl der Menschen, die angegeben haben, an einer chronischen Krankheit zu leiden, war in den Jahren 2013 und 2018 dieselbe.

8. Unter einer „Fast tödlichen Asthmaattacke“ (FTA) versteht man eine Asthmaattacke, die eine Intubation/Beatmung über einen Schlauch in die Luftröhre erforderlich macht. Um Risikofaktoren für eine solche FTA ausfindig zu machen, wurden die Patienten, die mit FTA in ein Krankenhaus in Riyad eingeliefert wurden, einer Kontrollgruppe aus Patienten, die mit gewöhnlichen Asthmaanfällen eingeliefert wurden, gegenübergestellt. Hierbei wurden beide Gruppen unter verschiedenen Gesichtspunkten verglichen. Die folgende Tabelle zeigt, auf wie viele der insgesamt 30 FTA-Patienten und 120 Patienten der Kontrollgruppe die jeweilige Beschreibung zutrifft.

Variable	**Fast tödliche Asthmaattacken**	**Kontrollgruppe**
Männlich	21	50
Raucher	5	13
Frühere Einlieferung in Notaufnahme	5	18
Verwendung schnell wirkender β_2-Agonisten	19	80
Inhalation von CS + LABA	3	43
Inhalation von CS ohne LABA	3	3
Verwendung von Leukotrienrezeptor-Antagonisten	1	3
Verwendung von Theophyllin	0	0

Was lässt sich aus der Tabelle ableiten?

A) Unter Männern sind FTAs deutlich stärker verbreitet als normale Asthmaanfälle.
B) Männer kommen unter den FTA-Betroffenen dreimal häufiger vor als Frauen.
C) In der Kontrollgruppe und unter den FTA-Patienten machen diejenigen, die inhaliertes CS ohne LABA verwenden, einen gleichen Anteil aus.
D) Die Verwendung von inhaliertem CS + LABA ist in der Kontrollgruppe 2,6-mal stärker verbreitet.
E) Nur ein Viertel der Asthmaanfälle im betrachteten Krankenhaus waren fast tödlich.

9. Die Statistik zeigt die Behandlungskosten ausgewählter Krankheiten in Deutschland im Jahr 2015 und deren Anteil an den Gesamtbehandlungskosten der ausgewählten Krankheiten. Die Kosten sind in Milliarden Euro angegeben.

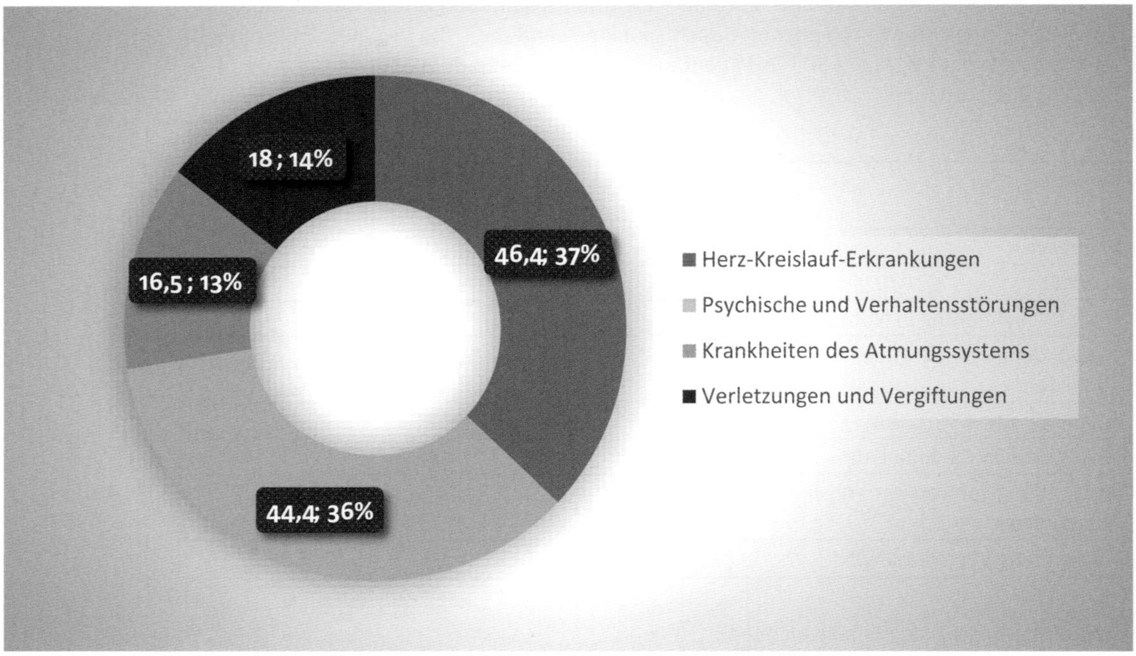

Welche der folgenden Aussagen lässt sich daraus ableiten?

A) Im Jahr 2015 erkrankten mehr Menschen an psychischen Krankheiten und Verhaltensstörungen als an Krankheiten des Atmungssystems sowie Verletzungen und Vergiftungen zusammen.
B) 2015 haben die Kosten psychischer Krankheiten und Verhaltensstörungen 36 % aller Behandlungskosten in Deutschland ausgemacht.
C) Die meisten Menschen mit einer Krankheit haben 2015 unter Herz-Kreislauf-Erkrankungen gelitten.
D) 2015 haben Herz-Kreislauf-Erkrankungen über 100 % mehr Behandlungskosten verursacht als Verletzungen und Vergiftungen.
E) Krankheiten des Atmungssystems verursachen die geringsten Behandlungskosten.

10. Die beiden Schaubilder zeigen, welcher Körperfettanteil für Mädchen und Jungen im Alter von 7 bis 18 Jahren als gesund angesehen werden kann. Das Alter ist auf der y-Achse aufgetragen, der Körperfettanteil auf der x-Achse.

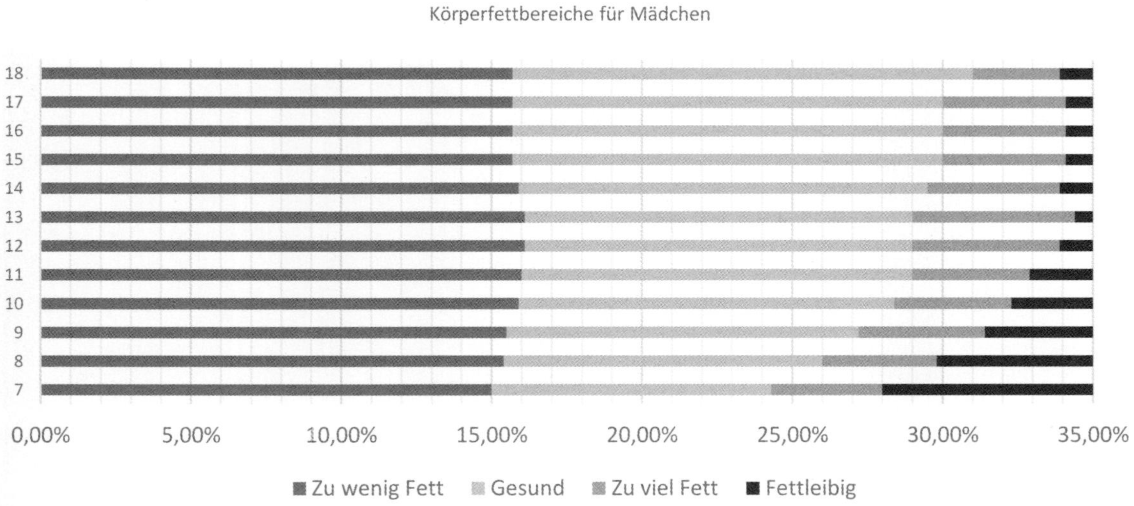

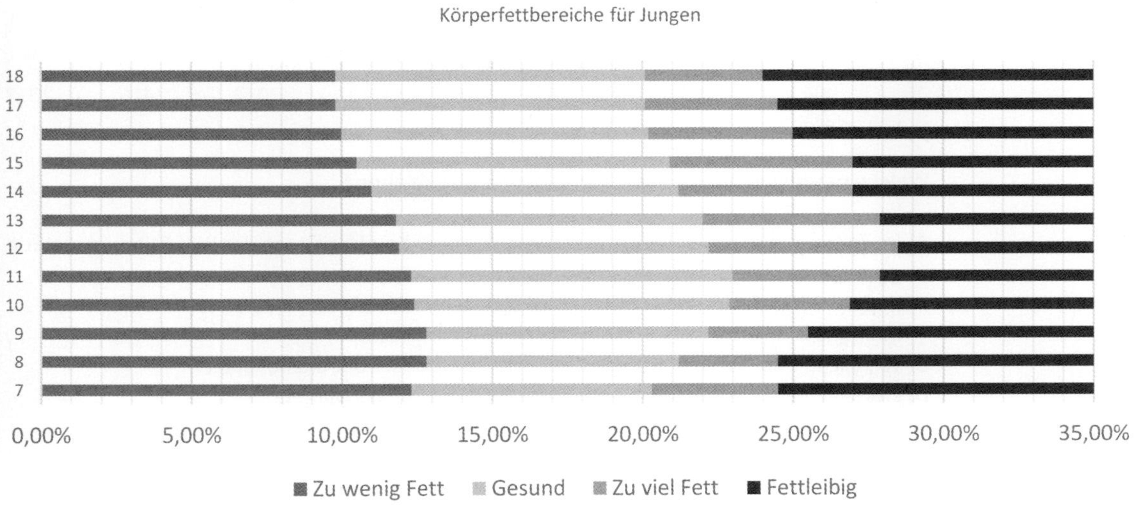

Welche Aussagen lassen sich daraus ableiten?

I Für 10-jährige Jungen liegt die Schwelle für einen zu hohen Körperfettanteil bei ca. 110 % der Schwelle der 15-jährigen Jungen.

II Mit jedem zusätzlichen Jahr kann der Körperfettanteil bei Mädchen um ca. 0,5 % steigen, ohne dass sie als fettleibig zu klassifizieren sind.

III Ein 64,5 kg schweres, 18-jähriges Mädchen mit 21,5 kg Körperfett hat aus medizinischer Sicht zu viel Körperfett.

A) Keine der Aussagen.
B) Nur Aussage III.
C) Jede der Aussagen.
D) Nur Aussagen II und III.
E) Nur Aussagen I und III.

11. Die Statistiken zeigen die Anzahl der Krankheitstage (AU-Tage) aufgrund des Burn-out-Syndroms je 1.000 Mitglieder der BKK in Deutschland in den Jahren 2004 bis 2016.

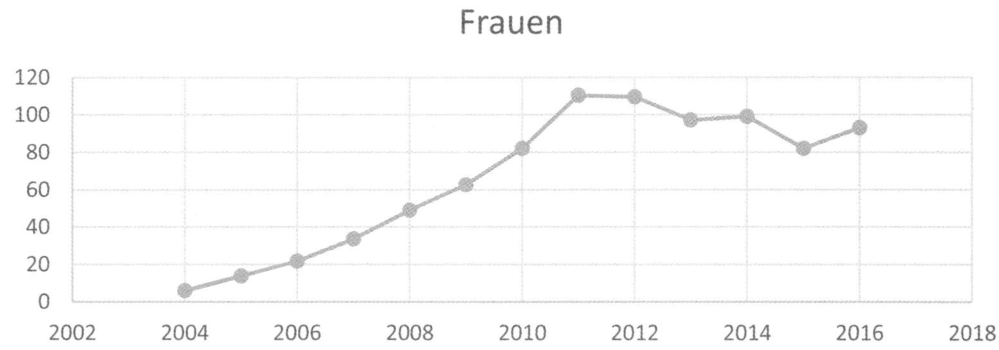

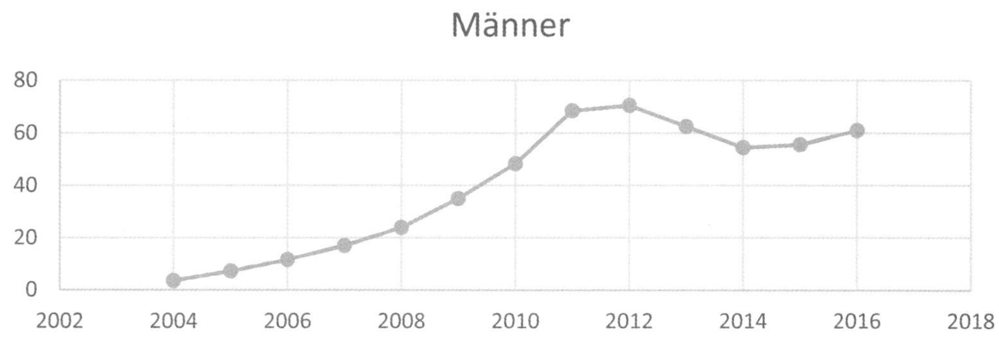

Welche der folgenden Aussagen lässt sich daraus ableiten?

A) Im Zeitraum von 2004 bis 2016 ist die Anzahl der Krankheitstage der BKK-Mitglieder stetig gestiegen.
B) Im Jahr 2008 hatten weibliche BKK-Mitglieder im Schnitt ca. doppelt so viele Burn-out-bedingte Krankheitstage wie männliche BKK-Mitglieder.
C) Weibliche BKK-Mitglieder hatten 2016 im Schnitt ca. 20 Krankheitstage.
D) Frauen leiden häufiger an einem Burn-out-Syndrom als Männer.
E) In den ersten acht Jahren des Betrachtungszeitraums stiegen die AU-Tage von Männern und Frauen annähernd gleich stark.

12. Die folgende Tabelle gibt das Gewicht von Neugeborenen und Kleinkindern je nach Alter an. Das Gewicht ist jeweils in Gramm angegeben. Die Perzentile (P3,50,97) repräsentieren den jeweiligen Prozentsatz an Babys, die weniger wiegen.

Alter	**P3**		**P50**		**P97**	
	Mädchen	**Jungen**	**Mädchen**	**Jungen**	**Mädchen**	**Jungen**
0 Monate	2.590	2.700	3.390	3.530	4.180	4.350
1 Monat	3.250	3.460	4.200	4.490	5.270	5.600
2 Monate	3.920	4.220	5.000	5.430	6.280	6.770
3 Monate	4.440	4.790	5.610	6.130	7.050	7.620
4 Monate	4.990	5.390	6.250	6.840	7.810	8.490
5 Monate	5.490	5.900	6.820	7.450	8.480	9.230
6 Monate	5.910	6.340	7.300	7.960	9.050	9.850
7 Monate	6.270	6.730	7.720	8.400	9.550	10.390
8 Monate	6.600	7.070	8.090	8.790	9.990	10.870
9 Monate	6.890	7.380	8.430	9.150	10.400	11.300
10 Monate	7.170	7.650	8.750	9.470	10.800	11.700
11 Monate	7.430	7.910	9.060	9.760	11.170	12.060
12 Monate	7.670	8.140	9.340	10.030	11.530	12.400
15 Monate	8.310	8.750	10.100	10.750	12.500	13.300
18 Monate	8.850	9.310	10.760	11.410	13.350	14.150
21 Monate	9.340	9.850	11.350	12.050	14.140	14.980
24 Monate	9.820	10.370	11.950	12.680	14.940	15.800

Welche Aussage ist aus der Tabelle ableitbar?

A) 94 % aller Mädchen im Alter von 5 Monaten wiegen zwischen 5.490 g und 8.480 g.
B) Im Durchschnitt wiegen Mädchen im Alter von 18 Monaten rund 10.760 g.
C) Die 3 % der Jungen mit dem geringsten Gewicht nehmen in den ersten 6 Monaten ungefähr 36 % weniger zu als die schwersten 3 %.
D) 50 % der Jungen im Alter von 4 Monaten wiegen weniger als 6.840 kg.
E) Das Gewicht der 3 % der Mädchen und Jungen mit dem geringsten Körpergewicht nimmt in den Monaten 6 bis 24 stetig zu.

13. Die Statistik zeigt die Anzahl der sog. Medizinischen Versorgungszentren (MVZ) je eine Million Einwohner in Deutschland im Jahr 2016.

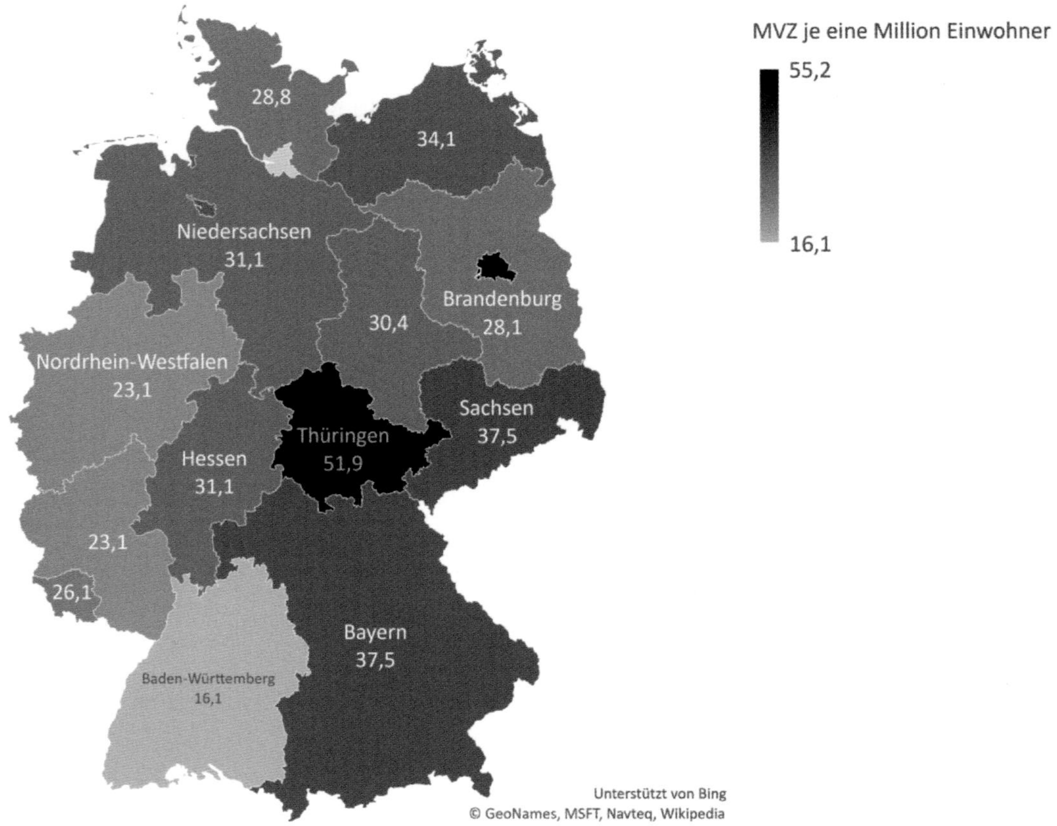

Welche der folgenden Aussagen lässt sich daraus ableiten?

A) In Thüringen gab es im Jahr 2016 die meisten MVZ in Deutschland.
B) Im Jahr 2016 gab es in Frankfurt weniger MVZ je eine Million Einwohner als in München.
C) In Baden-Württemberg gab es im Jahr 2016 die wenigsten MVZ in Deutschland.
D) In Thüringen gab es ca. ein MVZ je 20.000 Einwohner.
E) In Bayern und Baden-Württemberg zusammen gab es im Jahr 2016 mindestens 37,5 MVZ je eine Million Einwohner.

14. Im folgenden Diagramm sind die Anteile der männlichen und weiblichen Medizinstudierenden dargestellt, die sich im Jahr 2010 vorstellen konnten, nach dem Studium im auf der x-Achse aufgelisteten Bereich zu arbeiten. Im Jahr 2010 gab es rund 80.000 Medizinstudierende, von denen 70 % weiblich waren.

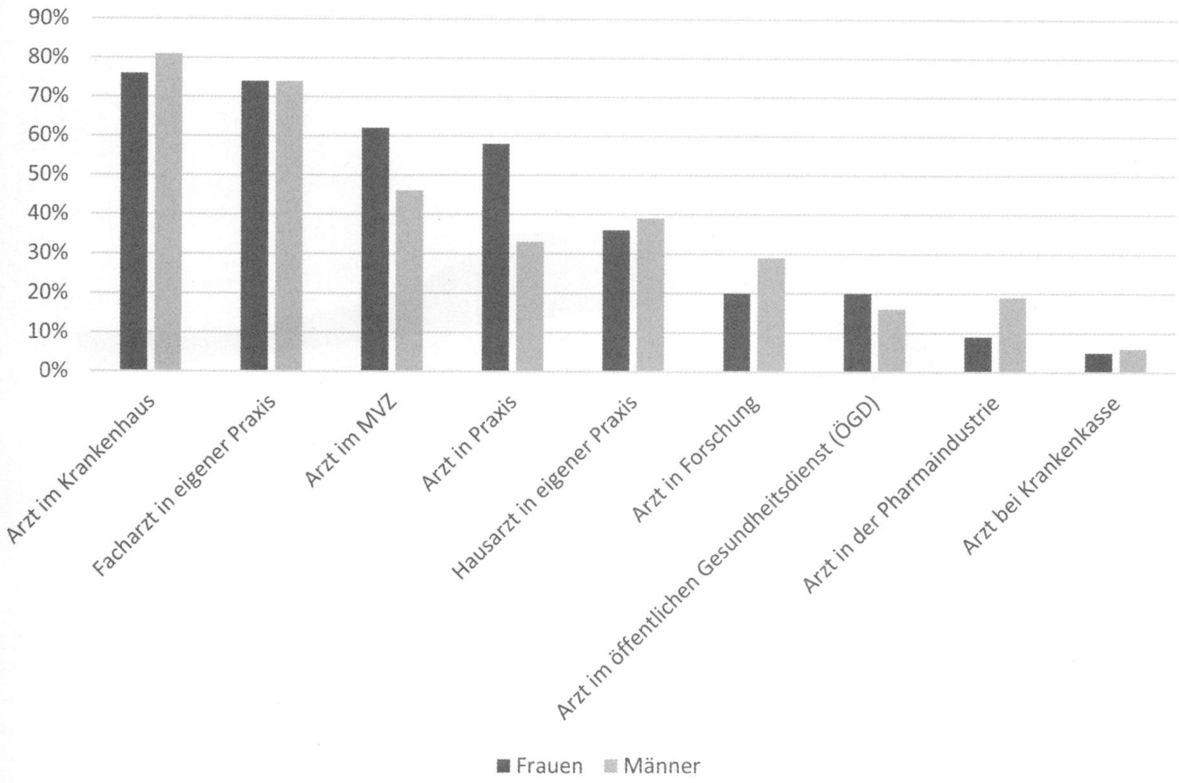

Welche der folgenden Aussagen lässt sich aus dem Diagramm ableiten?

A) 2010 übertraf die Anzahl weiblicher Medizinstudierender die Anzahl der männlichen Medizinstudierenden um 40 %.
B) Es gab 2010 mehr männliche Medizinstudierende, die sich vorstellen konnten, als Arzt in einem Krankenhaus tätig zu werden.
C) 2010 konnten sich mehr weibliche Medizinstudierende vorstellen, im Bereich Forschung tätig zu werden.
D) Etwa doppelt so viele Frauen wie Männer wollten 2010 ärztlich in einer Praxis tätig werden.
E) Weibliche Medizinstudierende sind eher bereit, Kompromisse bezüglich ihrer künftigen Tätigkeit einzugehen.

15. Die Statistik zeigt, welche Vergabekriterien bis 2017 jedes Jahr für die Zulassungen zum Medizinstudium verantwortlich waren.

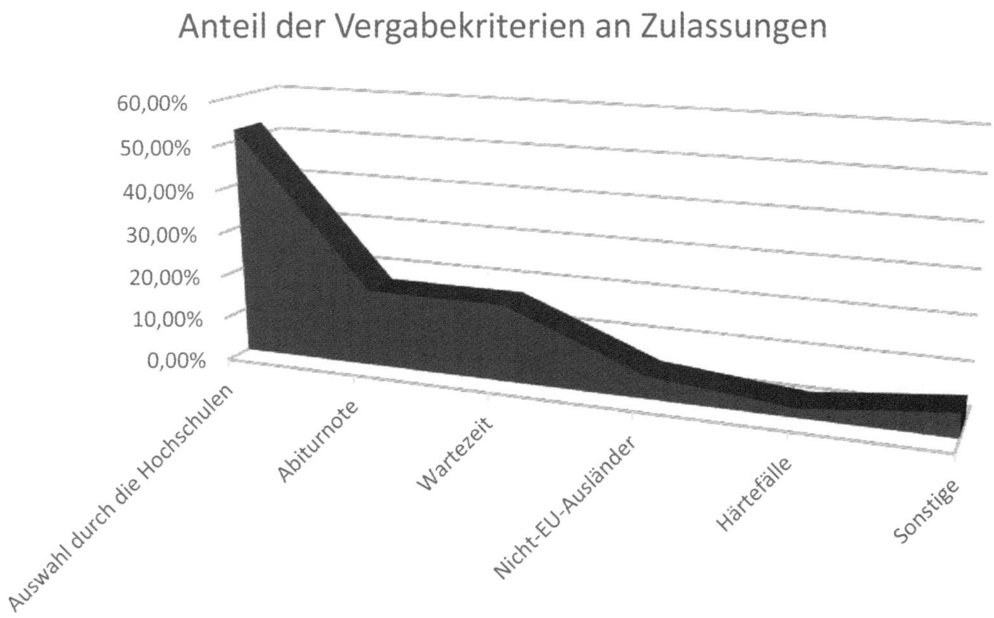

Welche der folgenden Aussagen lässt sich daraus ableiten?

A) Bis zum Jahr 2017 wurden mehr Medizinstudienplätze aufgrund einer Auswahl durch die Hochschulen vergeben als aufgrund der Abiturnote und Wartezeit zusammen.
B) Bis zum Jahr 2017 wurden mehr Medizinstudienplätze aufgrund der Abiturnote und Wartezeit vergeben als aufgrund einer Auswahl durch die Hochschulen.
C) Bis zum Jahr 2017 lag die Zahl der vergebenen Medizinstudienplätze aufgrund der Abiturnote unter der Zahl an Medizinstudienplätze für Nicht-EU-Ausländer und Härtefälle.
D) Die Vergabe von Medizinstudienplätzen in Deutschland war bis zum Jahr 2017 eher nicht fair.
E) Von allen Vergabekriterien haben Härtefälle die wenigsten Zulassungen erwirkt.

16. Die Grafik zeigt, welchen Anteil verschiedene Tierarten im Jahr 2015 an den gesamten 31,4 Mio. Heimtieren in deutschen Haushalten einnahmen.

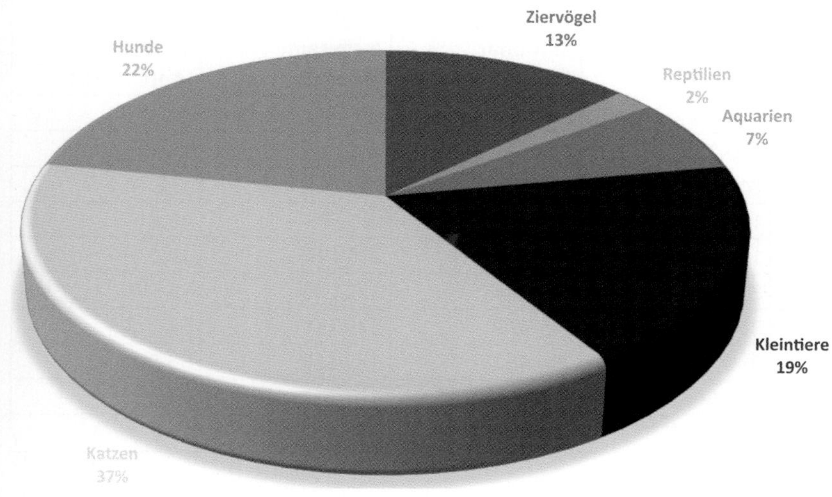

Welche Aussage ist NICHT aus dem Diagramm ableitbar?

A) In deutschen Haushalten lebten ca. 4,1 Mio. Ziervögel.
B) Es gab mehr Haushalte mit Kleintieren als mit Ziervögeln.
C) Verglichen mit Hunden gab es ca. 68 % mehr Katzen als Hunde.
D) Bei einer Bevölkerung von 80 Mio. besaß 2015 etwa einer von 127 Deutschen ein Reptil.
E) Es gab weniger Ziervögel als Katzen in deutschen Haushalten.

17. Die folgende Tabelle aus dem Jahr 2015 zeigt die Anzahl der Pflegebedürftigen, geordnet nach ihrem Alter.

Alter	**Pflegebedürftige**			
	Zuhause (Anzahl)	**Stationär (Anzahl)**	**Insgesamt (Anzahl)**	**Weiblich (Anteil in %)**
Unter 15	80.338	201	80.539	64
15–60	270.266	35.089	305.355	38,2
60–65	81.413	21.152	102.565	47,2
65–70	108.281	28.695	136.976	48,8
70–75	165.612	48.815	214.427	49,6
75–80	318.259	103.834	422.093	53,5
80–85	387.938	145.799	533.737	59,2
85–90	395.202	194.463	589.665	66,5
über 90	269.568	205.374	474.942	73,2
Gesamt	2.076.877	783.416	2.860.293	81,6

Welche der folgenden Aussagen lässt NICHT aus der Tabelle ableiten?

A) Die Anzahl der Personen, die im Alter von 75–80 Jahren stationär pflegebedürftig waren, ist höher als die Anzahl der Personen, die im Alter von 60–65 zu Hause versorgt wurden.
B) Ab dem 70. Lebensjahr waren weniger Männer pflegebedürftig als Frauen.
C) Frauen haben eine um 26 % höhere Lebenserwartung als Männer.
D) Die Anzahl der 65–70-Jährigen, die zu Hause versorgt wurden, ist höher als die Anzahl der 15–70-Jährigen, die stationär versorgt wurden.
E) Die Altersgruppe mit den meisten pflegebedürftigen Frauen stellten die 85–90-Jährigen dar.

18. Die Statistik zeigt die Ergebnisse einer Umfrage zur Länge der Wartezeit in Arztpraxen in Deutschland aus dem Jahr 2018. Dabei wurden 4.796 Personen befragt.

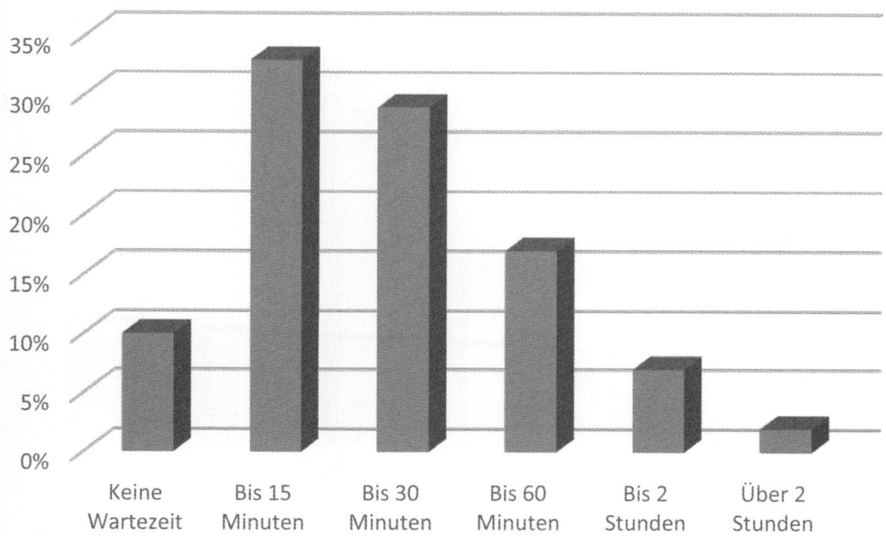

Welche der folgenden Aussagen lässt sich daraus ableiten?

A) Im Jahr 2018 warteten ca. doppelt so viele befragte Patienten bis zu 15 Minuten wie bis zu 60 Minuten.
B) Im Jahr 2017 gab es mehr Patienten, die bis zu 2 Stunden oder über 2 Stunden in Arztpraxen warteten, als Patienten, die keine Wartezeit hatten.
C) Patienten ohne Termin warteten im Jahr 2018 in der Regel länger als Patienten mit einem Termin.
D) Weniger als 2.500 der befragten Personen hatten im Jahr 2018 eine Wartezeit von bis zu 15 oder 30 Minuten.
E) Privatpatienten hatten im Jahr 2018 in der Regel eine kürzere Wartezeit als Kassenpatienten.

19. Die Statistik zeigt die Ausgaben der privaten Haushalte und der Arbeitgeber im deutschen Gesundheitswesen in Millionen Euro für die Jahre 2004 bis 2016.

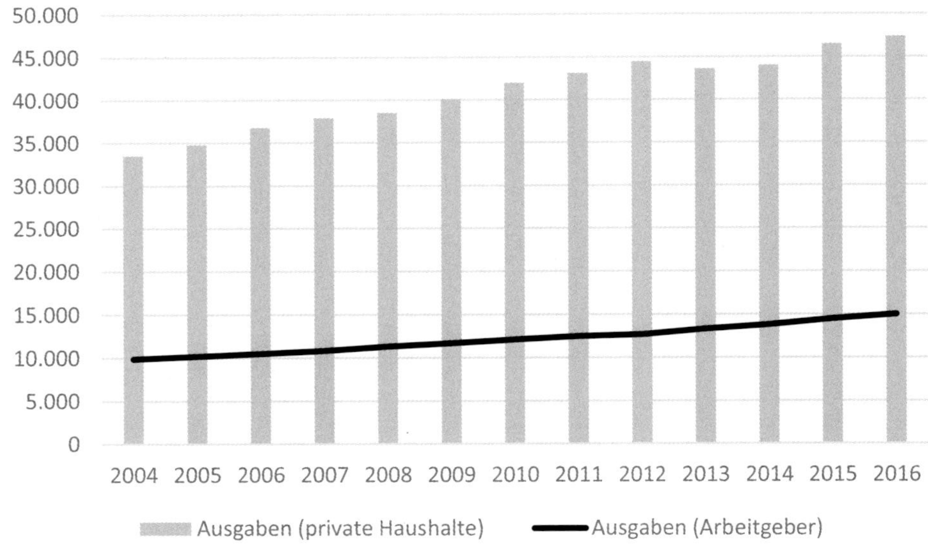

Welche der folgenden Aussagen lässt sich daraus ableiten?

A) Die Ausgaben der privaten Haushalte und Arbeitgeber im Gesundheitswesen sind in den Jahren 2004 bis 2016 kontinuierlich gestiegen.
B) Die Ausgaben der privaten Haushalte im Gesundheitswesen werden spätestens im Jahr 2020 45.000 Mio. Euro überschreiten.
C) Im Jahr 2012 waren sowohl die Ausgaben der privaten Haushalte als auch die der Arbeitgeber im Gesundheitswesen höher als im Jahr 2013.
D) Der steigende Anteil von Kranken in privaten Haushalten und Unternehmen sorgt für steigende Ausgaben im Gesundheitswesen.
E) Private Haushalte haben ihre Ausgaben im Betrachtungszeitraum relativ schwächer erhöht.

20. Die untenstehenden Grafiken zeigen die durchschnittlichen jährlichen Neuerkrankungen an verschiedenen Krebsarten von Österreichern bis 19 Jahren zwischen 2002 und 2012.

Kinder bis 14 Jahre (185 pro Jahr)

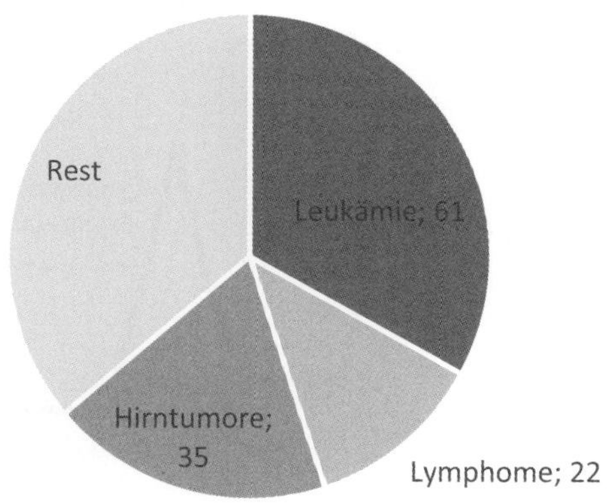

Jugendliche 15-19 Jahre (105 pro Jahr)

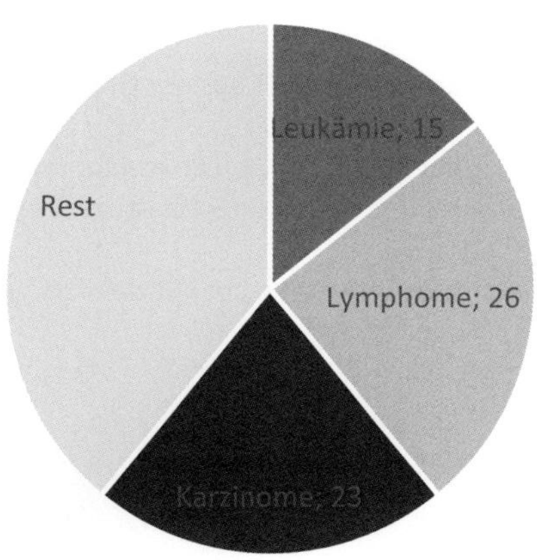

Welche der Aussagen ist korrekt?

A) 61 % der neuerkrankten Kinder bis 14 Jahren sind an Leukämie erkrankt.
B) Es gab von 2002 bis 2012 48 Neuerkrankungen an Lymphomen bei Österreichern unter 20 Jahren.
C) Es erkrankten im abgebildeten Zeitraum rund 2.900 Österreicher unter 20 Jahren an Krebs.
D) Es erkrankten 46 Kinder unter 15 Jahren mehr an Leukämie als 15- bis 19-Jährige.
E) Karzinome waren im Betrachtungszeitraum die zweithäufigste Krebsart bei über 15-Jährigen.

21. Bei Schizophrenie handelt es sich um eine psychische Erkrankungen. Im akuten Krankheitsstadium treten bei schizophrenen Menschen eine Vielzahl charakteristischer Störungen auf, die fast alle Bereiche des inneren Erlebens und Verhaltens betreffen, wie Wahrnehmung, Denken, Gefühls- und Gemütsleben, Willensbildung, Psychomotorik und Antrieb. Die folgende Grafik zeigt übliche Krankheitsverläufe einer Schizophrenie. Dabei ist das Alter der Patienten auf der x-Achse und der Gesundheitszustand auf der y-Achse angegeben.

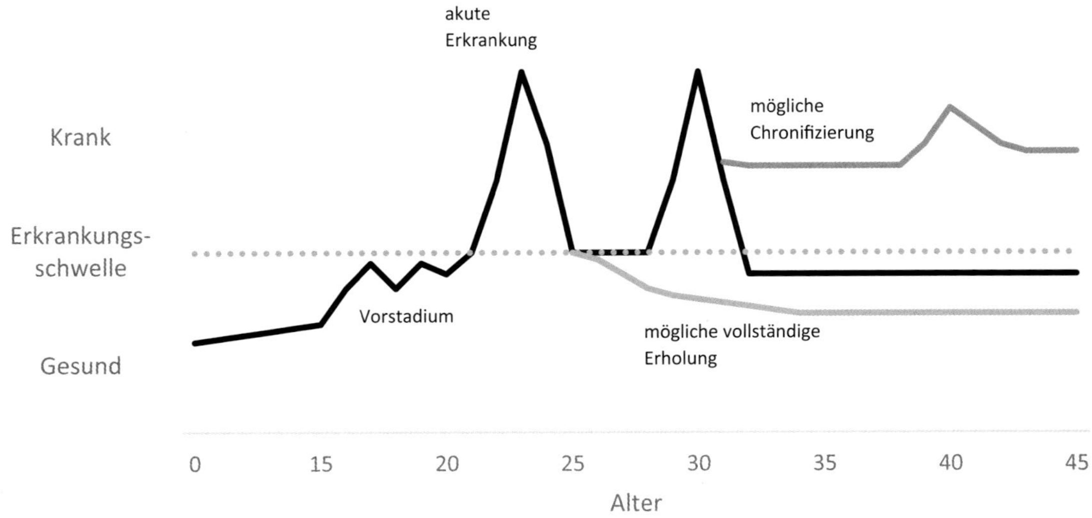

Welche der folgenden Aussagen kann man NICHT aus der Grafik ableiten?

I. Eine vollständige Genesung ist nur nach dem 23. Lebensjahr möglich.
II. In der akuten Phase sind die Symptome etwa doppelt so stark ausgeprägt wie an der Erkrankungsschwelle.
III. Eine Schizophrenie macht sich üblicherweise nicht vor dem 20. Lebensjahr bemerkbar.

A) Jede der Aussagen.
B) Nur Aussage III.
C) Nur Aussage II.
D) Nur Aussagen I und II.
E) Keine der Aussagen.

22. Um die Qualität der Diabetespflege zu verbessern, wurden in Holland einige Diabetes-Betreuungsteams zu verschiedenen Elementen der Pflege befragt. Sie erhielten anschließend Rückmeldung darüber, in welchem Ausmaß sie in unterschiedlichen Bereichen einem von Experten festgelegten Optimum entsprachen. Außerdem wurden sie über die Durchschnittsergebnisse aller Pflegeteams informiert. Das nachfolgende Diagramm stellt das Feedback des Teams X dar.

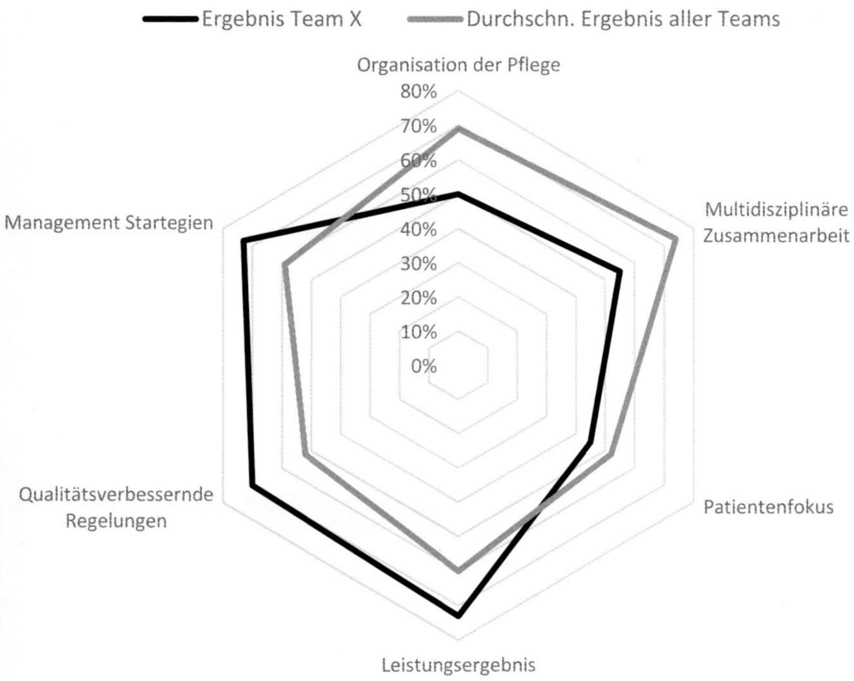

Was lässt sich daraus folgern?

A) Beim Patientenfokus lag das Team X unter den mittleren 50 %.
B) Die qualitätsverbessernden Regelungen sind in Team X 18 % näher am Optimum als bei den meisten anderen Teams.
C) 50 % der Teams liegen bei der Organisation der Pflege unter 69 % des Optimums.
D) Es gibt mehr Teams, die bei multidisziplinärer Zusammenarbeit besser als Team X waren, als Teams, die schlechter als Team X waren.
E) Wenn sich die Organisation der Pflege von Team X um 100 % verbessern würde, wäre sie in den Augen des Expertenkomitees optimal.

23. Die Grafik zeigt die Krebs-Neuerkrankungen in Europa im Jahr 2012 je nach Krebsart und Geschlecht.

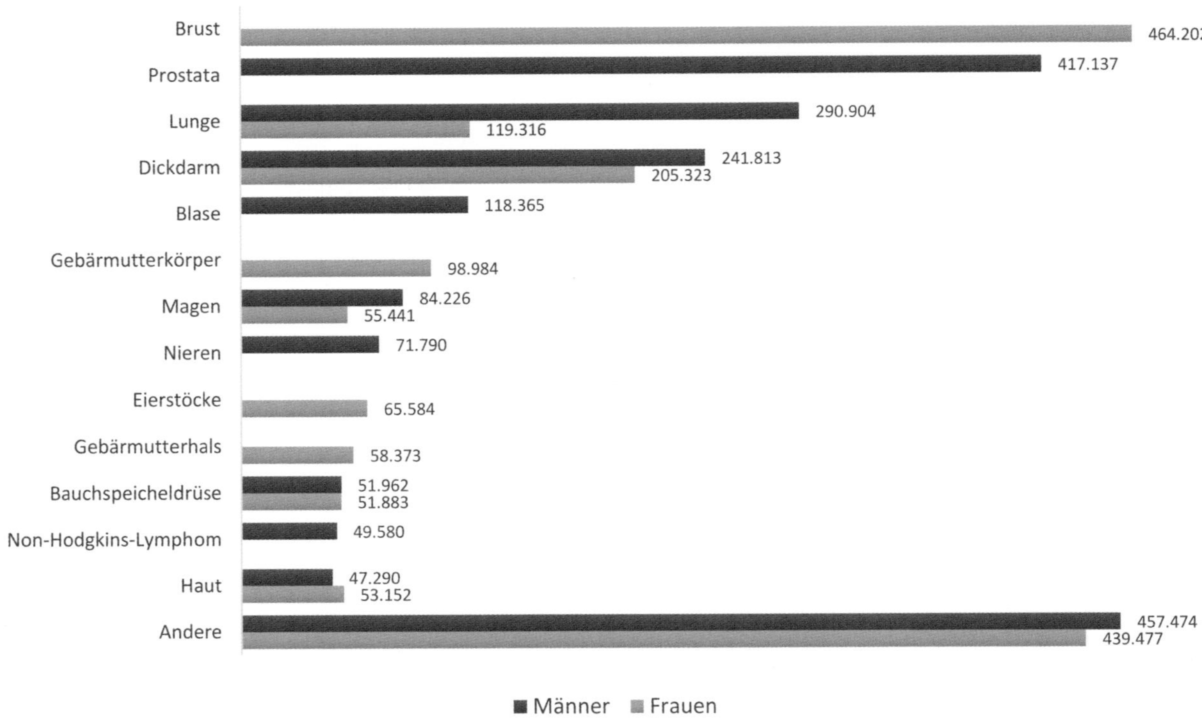

Welche Aussagen treffen zu?

A) 2012 gab es 47.290 Männer in Europa, die an Hautkrebs litten.
B) Brustkrebs ist bei Frauen in Europa die häufigste Krebsart.
C) Bauchspeicheldrüsenkrebs ist die Krebsart, bei der der Unterschied in der Zahl der Betroffenen zwischen Männern und Frauen am geringsten ist.
D) Die Zahl der Neuerkrankungen an nicht näher spezifizierten Krebsarten lag für Männer 2012 ca. 9,7 % über der Zahl der Neuerkrankungen an Prostatakrebs.
E) Es gibt gleich viele Krebsarten, an denen nur Männer oder nur Frauen erkranken können.

24. Die linke Grafik zeigt die Aufteilung der Ausgaben für Spezialmedizin auf die verschiedenen medizinischen Gebiete in Industrieländern im Jahr 2017. Insgesamt betrugen die Ausgaben 300 Milliarden US-Dollar. Das rechte Diagramm zeigt, welchen Anteil medizinische Teilgebiete voraussichtlich am prognostizierten Wachstum der Gesamtausgaben für Spezialmedizin bis 2022 in Höhe von 150 Milliarden haben werden.

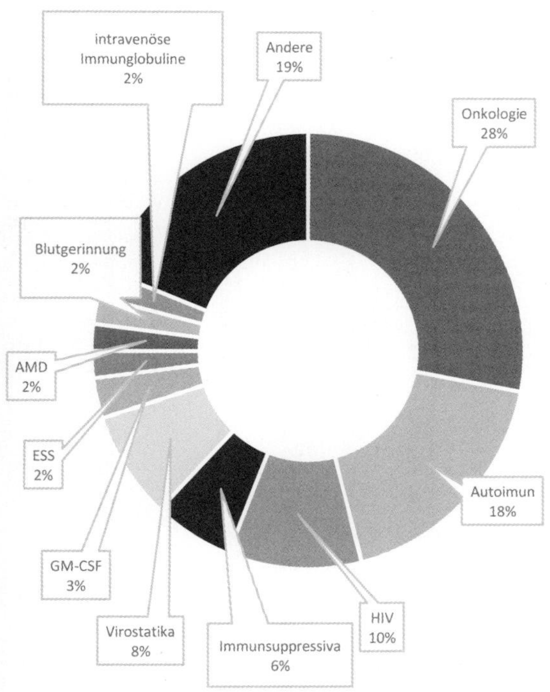

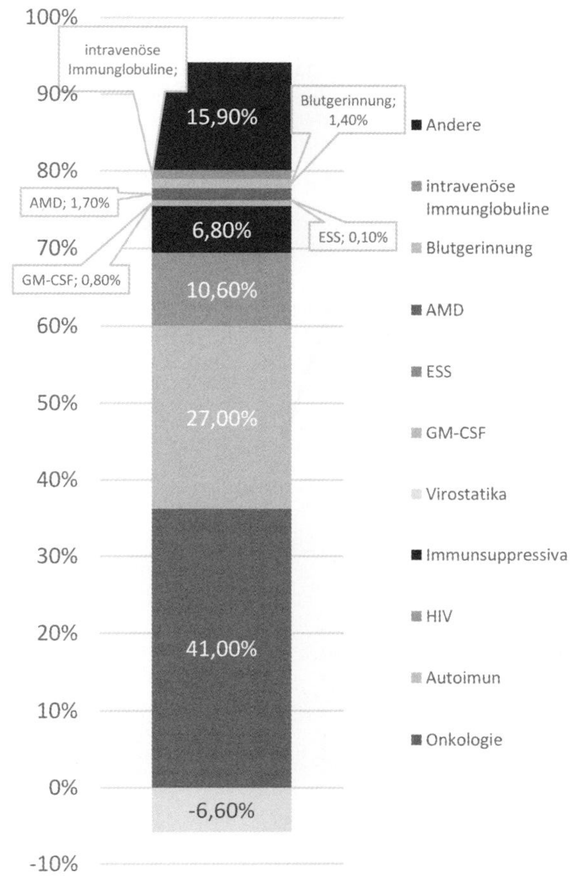

Welche Aussagen sind korrekt?

I. 2022 werden in Industrieländern voraussichtlich 94,5 Milliarden Dollar für Autoimmunmedizin ausgegeben.
II. 2022 machen Ausgaben für Onkologie-Medikamente ca. ein Drittel der Gesamtausgaben für Spezialmedizin aus.
III. Erythropoese-stimulierende Substanzen (ESS) haben unter den Spezialmedikamenten voraussichtlich den geringsten positiven Effekt auf die Erhöhung der Ausgaben bis 2022.

A) Jede der Aussagen.
B) Keine der Aussagen.
C) Nur Aussagen I und III.
D) Nur Aussage II.
E) Nur Aussagen I und II.

Übungsset 3

Beantworten Sie die Fragen zu den folgenden Diagrammen und Tabellen.
(TMS: 60 Min. für 24 Aufgaben, EMS: 50 Min. für 20 Aufgaben)

1. Um zu beschreiben, dass das Umsatzwachstum im Pharmabereich zunehmend von Schwellenländern getragen wird, wurde der Begriff „pharmerging markets“ entwickelt. Im untenstehenden Diagramm sind auf der linken y-Achse die jährlichen Ausgaben der Länder für pharmazeutische Produkte in Milliarden US-Dollar aufgetragen und auf der rechten y-Achse das jährliche Wachstum der Ausgaben in Prozent.

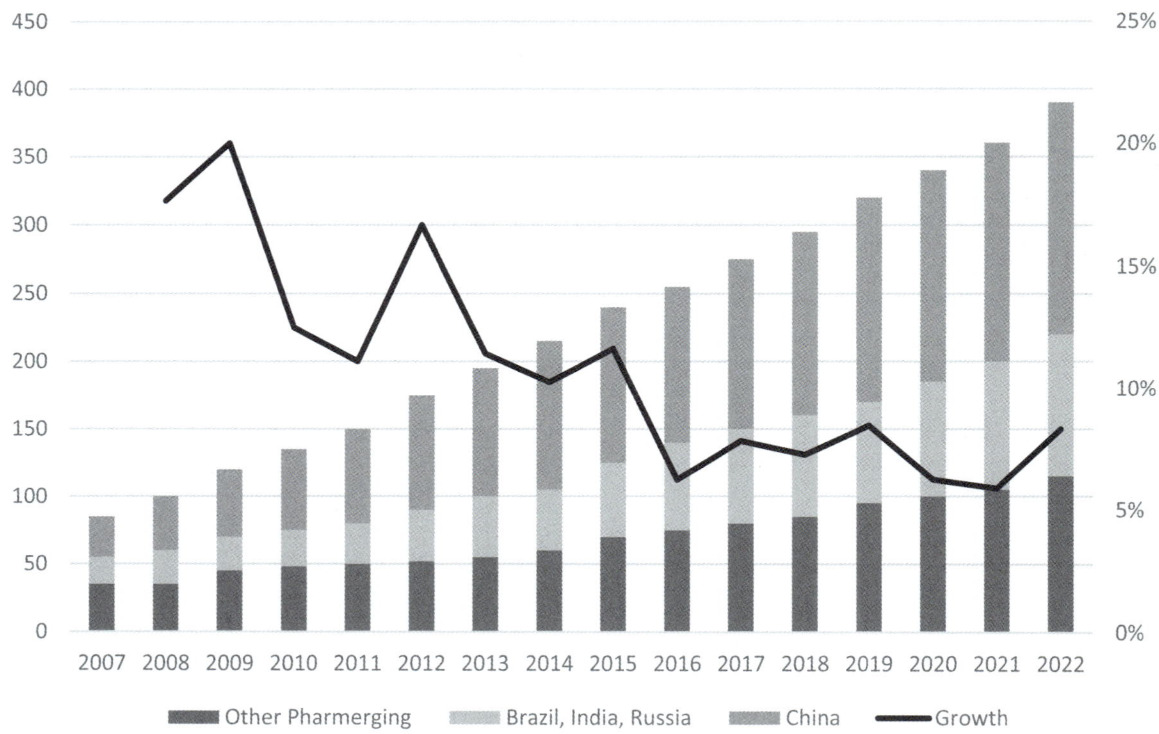

Was lässt sich aus der Grafik ableiten?

A) Die jährlichen Ausgaben der „pharmerging markets“ wachsen im Betrachtungs-zeitraum mit jedem Jahr weniger stark.
B) Die Ausgaben der „pharmerging markets“ gemessen in US-Dollar steigen von 2018 auf 2019 gleich stark wie von 2011 auf 2012.
C) Es wird erwartet, dass China 2022 ungefähr für 17 % der Umsätze aus den „pharmerging markets“ verantwortlich ist.
D) Es gibt kein anderes „pharmerging markets“-Land außer China, das seine Ausgaben im Betrachtungszeitraum relativ so stark gesteigert hat.
E) Die Ausgaben der „pharmerging markets“ gingen zwischen 2012 und 2018 um ca. 66,67 % zurück.

2. Als Biosimilars werden Nachahmerprodukte von Biopharmaka bezeichnet, also von Arzneistoffen, die mit Mitteln der Biotechnologie und gentechnisch veränderten Organismen hergestellt werden. Meistens werden solche Biosimilars nach Ablauf des Patents des Originalwirkstoffs auf den Markt gebracht. Die nachfolgende Tabelle zeigt, wann in den Industrienationen Europas (EU), in Japan (JP), Kanada (CAN), USA (US), Australien (AUS) und Südkorea (KOR) Biosimilars zu den Top 10 Biopharmazeutika verfügbar sein werden.

Hinweis: Die Aussagen beziehen sich immer auf die betrachteten Länder und den Betrachtungszeitraum.

Medikament	**2012**	**2014**	**2015**	**2016**	**2017**	**2018**	**2019**	**2020**	**2021**	**2022**	**2028**
Adalimumab						CAN, AUS, EU	US, JP		KOR		
Insulin Glargine		JP, EU	US			CAN, AUS, KOR					
Etanercept				CAN, EU			JP, AUS, KOR				US
Infliximab	KOR	JP	CAN, EU	US, AUS							
Rituximab					EU, KOR	US	JP, CAN, AUS				
Bevacizumab							US, CAN, EU, AUS, KOR		JP		
Insulin Aspart							KOR, AUS			US, CAN, EU, JP	
Insulin Lispro						US, EU	JP, CAN, EU, KOR				
Pegfilgrastim			KOR			US, CAN, EU, AUS	JP				
Trastuzumab					AUS		US, JP, CAN, EU, KOR				

Welche Aussage ist NICHT korrekt?

A) 2019 erfolgen die meisten Zulassungen für Biosimilars.
B) Unter den betrachteten Medikamenten dauert es bei Insulin Lispro am längsten, bis überall ein Biosimilar erhältlich ist.
C) Australien ist das einzige Land, in welchem nicht zu jedem genannten Produkt ein Biosimilar erscheint.
D) Die meisten Neueinführungen von Biosimilars der Top 10 Biopharmazeutika in einem Jahr hat Japan.
E) Keines der Top 10 Biopharmazeutika außer Insulin Lispro wird im Betrachtungszeitraum in Südkorea USA, Australien, Japan, Kanada oder der EU kein Biosimilar erhalten.

3. Nicht alle Personen, die berechtigt wären, in den USA staatliche Gesundheitsversorgung zu beziehen, sind auch in einem entsprechenden Programm eingeschrieben. Das folgende Diagramm zeigt, wie hoch der Anteil der Berechtigten in den jeweiligen Bevölkerungsgruppen in Louisiana ist, der die Leistungen tatsächlich in Anspruch nimmt. Außerdem ist der Median 49 anderer Staaten angegeben. Hierbei handelt es sich um den Wert, der in der Mitte liegt, wenn man die Werte aller Bundesstaaten der Größe nach aufreiht.

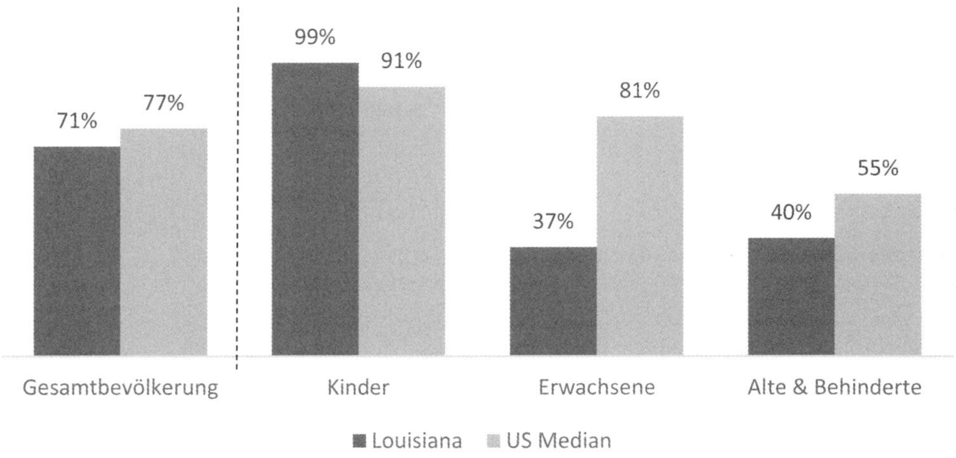

Was lässt sich aus der Grafik ableiten?

A) Ca. 37 % der Erwachsenen in Louisiana beziehen staatliche Gesundheitsleitungen.
B) Unter Kindern lassen sich in Louisiana anteilsmäßig die wenigsten Berechtigten staatliche Gesundheitsleistungen entgehen.
C) In Louisiana gibt es zwar prozentual mehr berechtigte Kinder, die die Leistungen empfangen, absolut gesehen jedoch mehr in den anderen 49 Staaten.
D) In Louisiana sind 40 % der Leistungsempfänger alt oder behindert.
E) 23 % der US-Bevölkerung nutzen staatliche Gesundheitsleitungen nicht, obwohl sie dazu berechtigt wären.

4. Die Statistik zeigt die im Jahr 2010 prognostizierte Entwicklung der Anzahl Demenzkranker und der über 65-Jährigen in Deutschland von 2010 bis 2060. Es wurde davon ausgegangen, dass im Jahr 2020 ungefähr 1,77 Millionen Menschen in Deutschland an Demenz erkrankt sein könnten. Hierbei wird eine konstante Geburtenrate von 1,4 Kindern je Frau angenommen. Zudem werden 230.000 Personen pro Jahr hinzugerechnet, die Deutschland zuwandern.

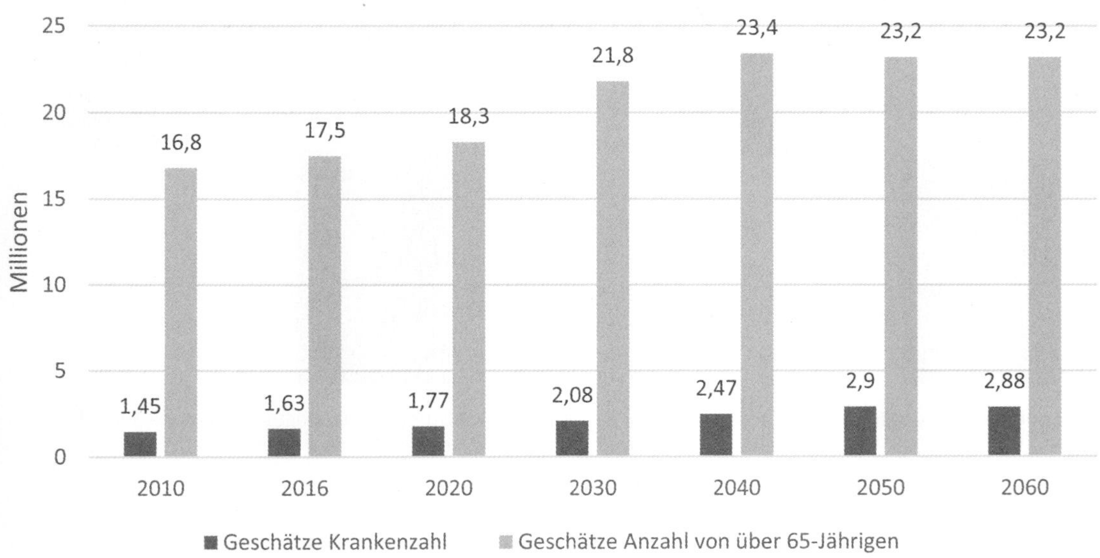

Welche der folgenden Aussagen ist aufgrund der gegebenen Informationen korrekt?

A) Für das Jahr 2030 wird erwartet, dass etwas mehr als $\frac{1}{10}$ der über 65-Jährigen an Demenz erkrankt sind.
B) Laut Prognose wird der Anteil der über 65-Jährigen, die Demenz haben, am Ende des Betrachtungszeitraums ca. 40 % höher liegen als am Anfang.
C) Im Zeitraum von 2010 bis 2040 steigt die Krankenanzahl jährlich stetig an.
D) Die geschätzte Zahl Demenzkranker verhält sich proportional zur geschätzten Anzahl über 65-Jähriger.
E) Es besteht eine negative Korrelation zwischen der geschätzten Krankenanzahl und der geschätzten Anzahl von über 65-Jährigen.

5. Die Statistiken zeigen die Anzahl der jährlichen Krebsneuerkrankungen und der durch Krebs verursachten Todesfälle in Deutschland nach Geschlecht im Jahr 2014. Befragt wurden Personen im Alter von 35–84 Jahren. Die Aussagen beziehen sich auf Deutschland.

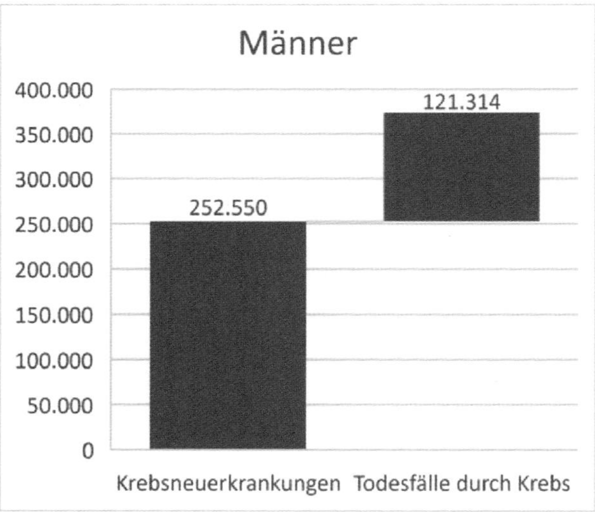

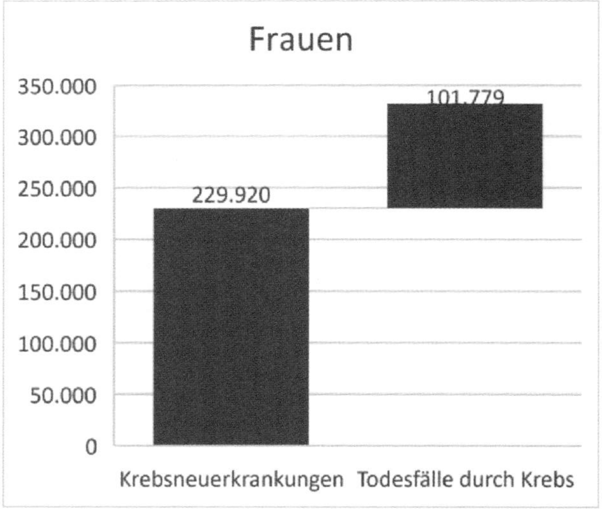

Welche der folgenden Aussagen ist aus den gegebenen Informationen ableitbar?

A) Für die Neuerkrankten in jeder Altersgruppe zwischen 35–84 galt, dass sich mehr Männer darunter befanden.
B) Im Jahr 2014 gab es unter den 35–84-Jährigen etwa 16 % weniger weibliche als männliche Tote durch Krebs.
C) Bei Frauen, im Alter von 35–84 Jahren gab es im Jahr 2014 eine niedrigere Anzahl an Todesfällen als bei Männern.
D) Im Jahr 2014 sind von den krebskranken Männern zwischen 35–84 Jahren etwa 50 % gestorben.
E) Im Jahr 2014 sind von den neuerkrankten Frauen zwischen 35–84 Jahren etwa 35 % gestorben.

6. Es wird davon ausgegangen, dass die immer häufigere Verschreibung von opiathaltigen Medikamenten in den USA zu verstärktem Missbrauch dieser Medikamente geführt hat. Seit einigen Jahren erleben die USA nun eine regelrechte Opiatkrise. Die folgende Grafik zeigt die Zahl der Tode, die in den USA zwischen 2002 und 2015 auf Opiatmissbrauch zurückzuführen sind. Auf der x-Achse ist die Jahreszahl angeführt, auf der y-Achse die Zahl der Todesfälle.

Hinweis: Alle Aussagen beziehen sich auf den Betrachtungszeitraum.

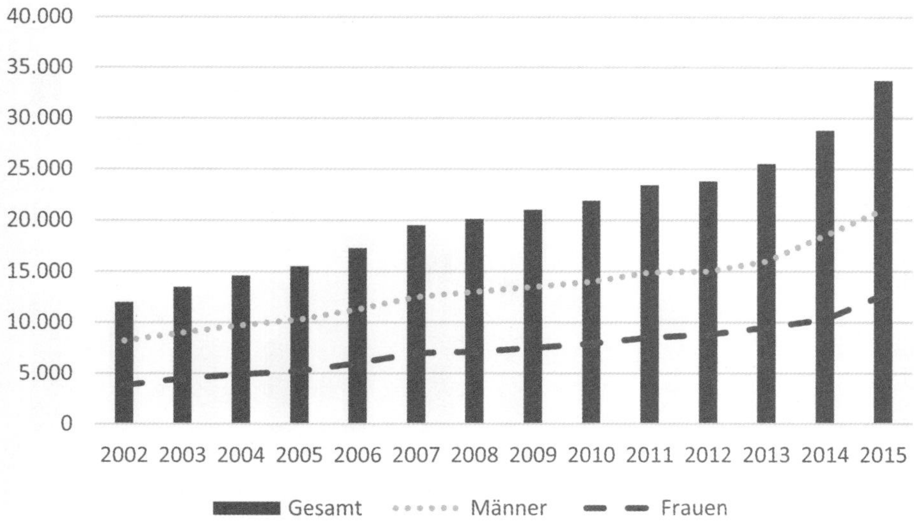

Was lässt sich NICHT aus der Grafik ableiten?

A) Der Anteil von Frauen an den Toten durch Opiatmissbrauch hat sich erhöht.
B) In jedem Jahr des Betrachtungszeitraums sind sowohl mehr Männer als auch mehr Frauen als im Vorjahr gestorben.
C) Die Steigerungsrate der Opiat-Toten im Vergleich zum Vorjahr erreichte 2015 ihren Höhepunkt.
D) Zwischen 2006 und 2015 hat sich die Zahl der Opiat-Toten ungefähr verdoppelt.
E) Das Wachstum der Zahl der weiblichen Opiat-Toten war bis 2014 annähernd linear.

7. Die Veränderung des menschlichen Erbmaterials spielt in der „Medizin der Zukunft" eine immer größere Rolle. Die abgebildete Grafik zeigt das Volumen des Markts für genetische Veränderungen in den USA, aufgeschlüsselt nach Anwendungsgebieten für die Jahre 2013 bis 2024. Die x-Achse zeigt hierbei die Zeit in Jahren, die y-Achse das Volumen des Markts in Millionen US-Dollar. Bei den Werten nach 2017 handelt es sich um Prognosen.

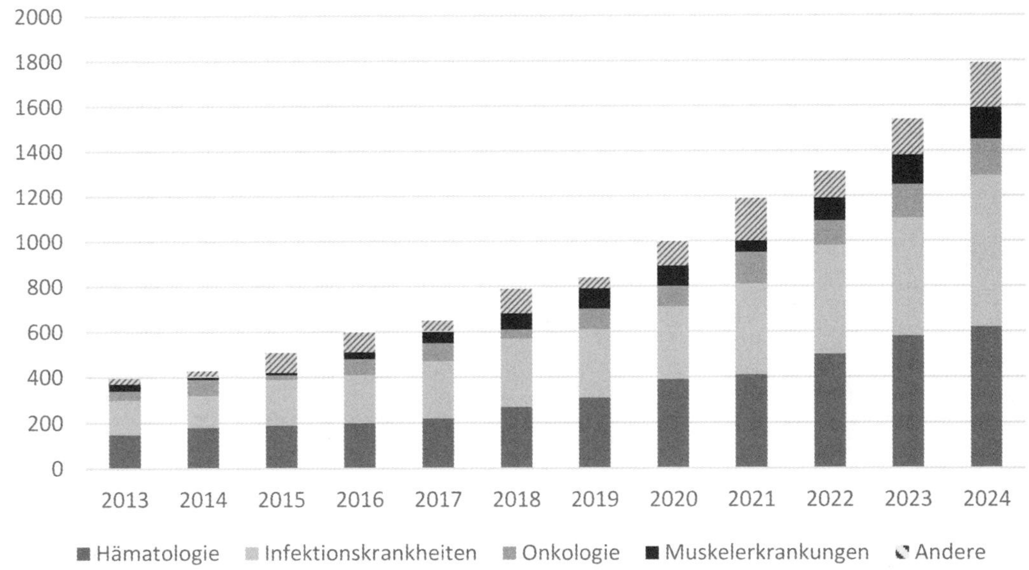

Was lässt sich aus der Grafik ableiten?

A) 2024 wird mit Genveränderung im Bereich Hämatologie mehr Umsatz erzielt als in den Jahren 2013 bis 2017 zusammen.
B) Den größten relativen und absoluten Zuwachs in der Marktgröße erwartet man für Genveränderung in der Onkologie.
C) Der Markt für Medikamente gegen Infektionskrankheiten ist 2024 voraussichtlich mehr als doppelt so groß wie 2013.
D) Der Marktanteil anderer Genveränderungen steigt zwischen 2013 und 2024 um ca. 65 %.
E) In den USA werden zwischen 2013 und 2015 etwas mehr als 1,3 Milliarden US-Dollar für Genveränderung ausgegeben.

8. Die Tabelle auf der linken Seite zeigt die Anzahl der HIV/AIDS-Infektionen von 18–40-jährigen Männern in ausgewählten europäischen Ländern im Zeitraum von 2012 bis 2016. Die Tabelle auf der rechten Seite zeigt die Anzahl der HIV/AIDS-Ansteckungen von 40–60-jährigen Männern in ausgewählten europäischen Ländern im Zeitraum von 2012 bis 2016.

Land	**2012**	**2014**	**2016**		**Land**	**2012**	**2014**	**2016**
Vereinigtes Königreich	3.023	3.109	2.398		**Vereinigtes Königreich**	2.562	2.239	1.726
Deutschland	1.695	1.894	1.725		**Italien**	1.764	1.655	1.642
Spanien	1.998	2.409	1.643		**Frankreich**	2.189	2.175	1.417
Italien	1.574	1.533	1.313		**Deutschland**	481	771	865
Frankreich	1.625	1.673	1.205		**Spanien**	1.114	1.072	852
Niederlande	715	610	500		**Portugal**	973	755	586
Portugal	520	383	366		**Rumänien**	344	395	418
Polen	358	336	346		**Belgien**	454	361	294
Belgien	401	354	343		**Schweden**	227	229	202
Griechenland	338	388	281		**Niederlande**	298	230	191
Irland	172	176	255		**Lettland**	112	132	138
Tschechische Republik	154	171	213		**Irland**	136	122	133
Österreich	176	129	140		**Norwegen**	142	140	120
Schweden	137	119	136		**Griechenland**	149	135	119
Dänemark	82	132	121		**Dänemark**	96	102	100
Rumänien	91	133	119		**Polen**	101	107	92
Ungarn	149	173	117		**Bulgarien**	58	95	83
Bulgarien	59	97	97		**Finnland**	71	70	80

Welche der folgenden Aussagen lässt sich aus der Statistik ableiten?

A) Anders als in allen anderen betrachteten Ländern sind die Ansteckungen 40–60-jähriger Männer in Deutschland stetig gestiegen.
B) Es gilt: Je mehr HIV/AIDS-Infektionen 18–40-jähriger Männern in einem Jahr, desto mehr HIV/AIDS-Ansteckungen auch bei 40–60-jährigen Männern.
C) In den Niederlanden wurde im Jahr 2016 unter 18–40-Jährigen eine niedrigere Anzahl an HIV/AIDS-Infektionen festgestellt als noch im Jahr 2012.
D) Das Vereinigte Königreich ist sowohl bei Infektionen 18–40-jähriger Männer als auch 40–60-jähriger Männer auf dem ersten Platz in Europa.
E) Die relative Verringerung der AIDS-Ansteckungen 18–40-jähriger Männer war in Griechenland um ca. 3 Prozentpunkte kleiner als die der Ansteckungen 40–60-jähriger Männer.

9. Die abgebildeten Grafiken zeigen die Anzahl und Verwendung der Blutspenden, die in Deutschland in den Jahren 2010 bis 2015 abgegeben wurden.

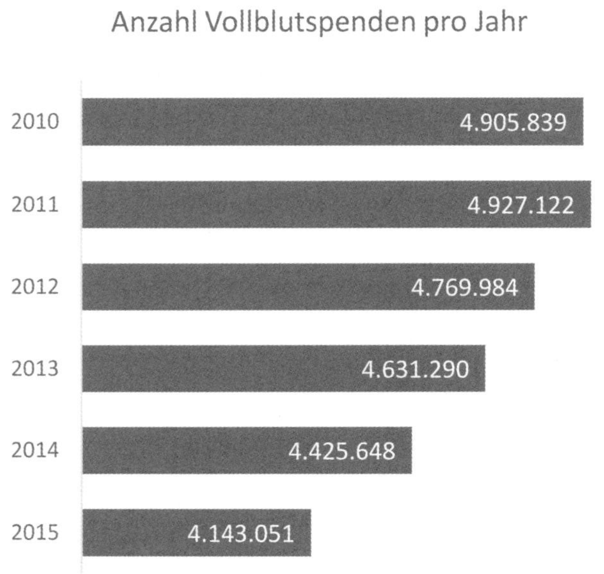

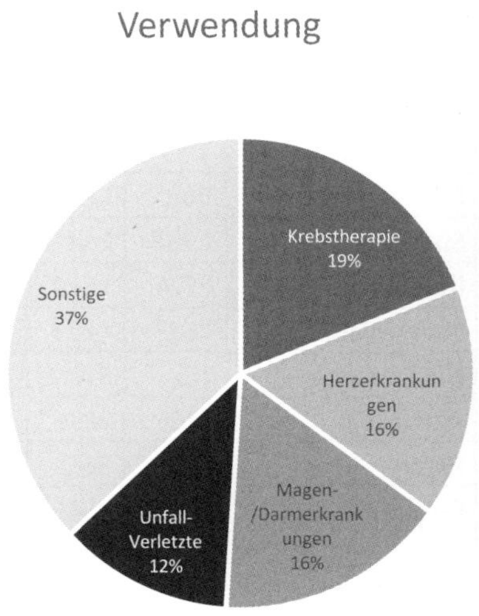

Was lässt sich aus den Grafiken ableiten?

A) Die Zahl der Blutspenden ging im Betrachtungszeitraum stetig zurück.
B) 2013 wurden ungefähr $9 \cdot 10^4$ Blutspenden für Krebstherapie verwendet.
C) Die meisten Blutspenden werden für Krebstherapie verwendet.
D) Der relative jährliche Rückgang der Blutspenden war 2015 größer als 2012.
E) Herzerkrankungen kommen 30 % häufiger vor als Unfallverletzungen.

10. Nachfolgende Statistik zeigt das Ergebnis einer Befragung in Österreich zu Unverträglichkeit, Intoleranz oder Allergie gegenüber Laktose im Jahr 2017. Dabei wurde den Befragten die folgende Frage gestellt: Wurde diese Allergie bzw. Unverträglichkeit bestätigt – wenn ja, von wem? – oder haben Sie sie selbst festgestellt? Dazu wurden in einer Online-Umfrage 98 Personen mit Unverträglichkeiten, Intoleranzen und Allergien, welche ein Mindestalter von 16 Jahren erreicht hatten, befragt.

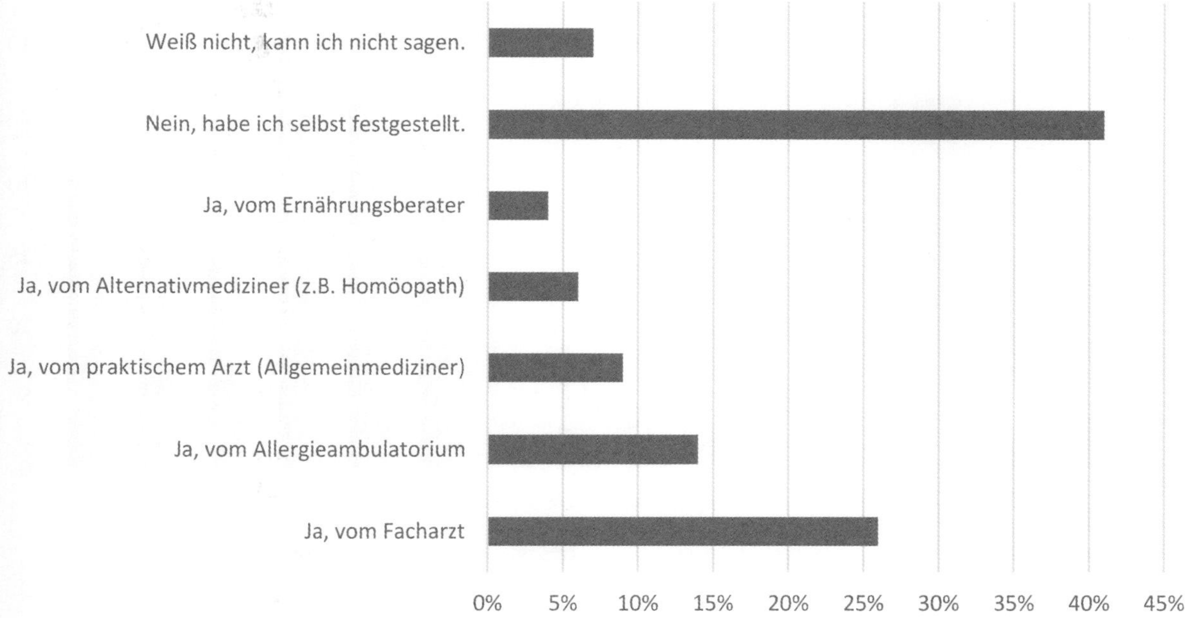

Welche der folgenden Aussagen lässt/lassen sich aufgrund der Statistik verifizieren?

I. Mehr als ein Drittel aller Befragten haben eine Allergie, Intoleranz oder Unverträglichkeit gegen Laktose bei sich selbst festgestellt.
II. Mehr als 25 Prozent aller Befragten haben von einem Facharzt eine Bestätigung dafür erhalten, eine Unverträglichkeit, Allergie oder Intoleranz zu besitzen.
III. Etwa 14 Personen gaben an, dass ihre Unverträglichkeit, Intoleranz oder Allergie gegen Laktose von einem Allergieambulatorium bestätigt wurde.

A) Aussage I ist korrekt.
B) Aussage II ist korrekt.
C) Aussage III ist korrekt.
D) Alle Aussagen sind korrekt.
E) Aussage II und III sind korrekt.

11. Die Grafik zeigt die Leukämie-Inzidenz (Neuerkrankungen pro 10.000 Einwohner in einem Jahr) der USA nach Leukämieform (rechte y-Achse). Auf Basis dieser Daten wurden Schätzungen für die jährlichen Leukämiefälle in der deutschen Bevölkerung vorgenommen (linke y-Achse). Auf der x-Achse sind die verschiedenen Altersgruppen aufgeführt.

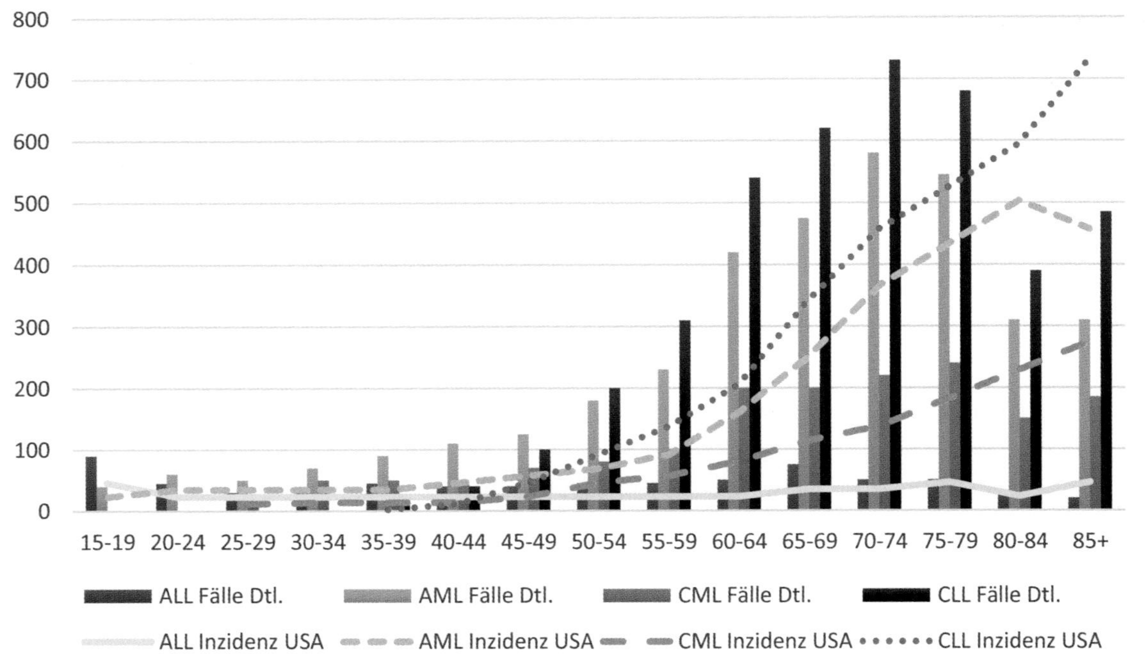

Welche Aussage lässt sich aus der Grafik ableiten?

A) Bei den über 85-Jährigen gibt es in Deutschland jährlich geschätzt mehr Neuerkrankungen als in den USA.
B) Ca. 2,2 unter 1.000 80- bis 84-jährigen US-Amerikanern erkranken jährlich an AML.
C) In Deutschland und den USA erkranken 70- bis 74-Jährige am häufigsten an CLL und AML.
D) Die Zahl der CLL-kranken 55- bis 59-Jährigen liegt schätzungsweise rund 55 % über der Zahl der CLL-kranken 50- bis 54-Jährigen.
E) In Deutschland erkranken jährlich geschätzt weniger als 200 Personen, die jünger sind als 30 Jahre, an Leukämie.

12. Das Diagramm zeigt die Gesamtzahl der Ärzte in Deutschland aus den Jahren 1990, 1992 und 1994 sowie 2015, 2016 und 2017. Die Werte sind in Tausend angegeben.

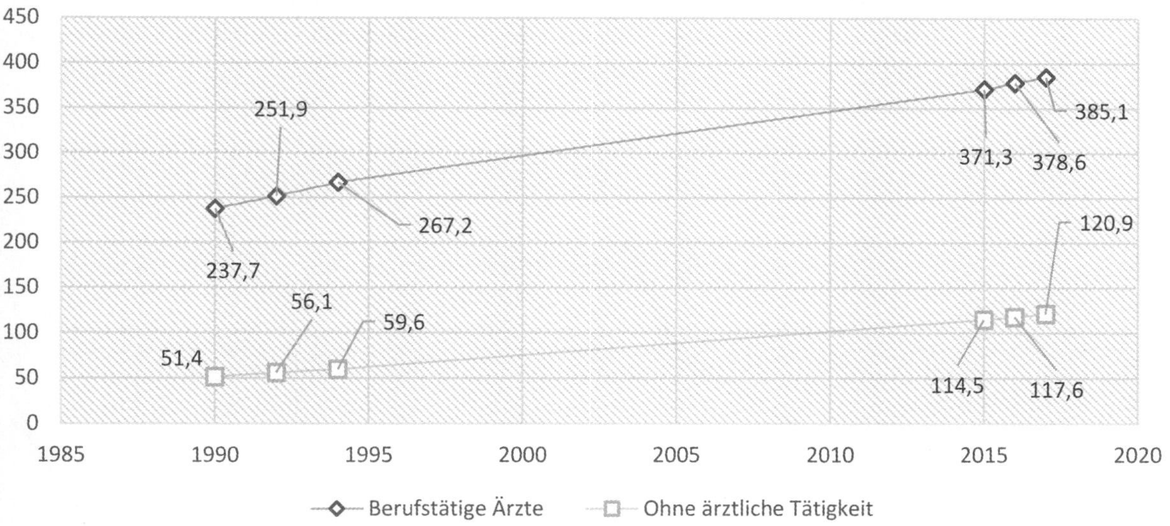

Welche der folgenden Aussagen ist/sind korrekt?

I. Die Anzahl der berufstätigen Ärzte stieg zwischen den Jahren 1990 und 2017 stetig.
II. Je mehr berufstätige Ärzte es gibt, desto mehr Ärzte ohne ärztliche Tätigkeit gibt es.
III. Zwischen 1990 und 1994 stimmten der prozentuale Anstieg der berufstätigen Ärzte sowie der Ärzte ohne ärztliche Tätigkeit überein.

A) Keine der Aussagen ist korrekt.
B) Alle Aussagen sind korrekt.
C) Nur Aussage I ist korrekt.
D) Nur Aussage III ist korrekt.
E) Nur die Aussagen I und II sind korrekt.

13. Das linke Diagramm zeigt, welche Ethnizitäten wie oft unter den Toten durch Opiatüberdosis pro 100.000 Einwohner vorkommen. Dabei ist auf der y-Achse die Anzahl der Toten und auf der x-Achse das Jahr aufgeführt. Das rechte Diagramm zeigt die Opiate, die bei den tödlichen Überdosierungen am häufigsten eingenommen wurden. Auf der y-Achse ist hierbei die Zahl der Toten durch das jeweilige Opiat aufgeführt und auf der x-Achse wieder das Jahr.

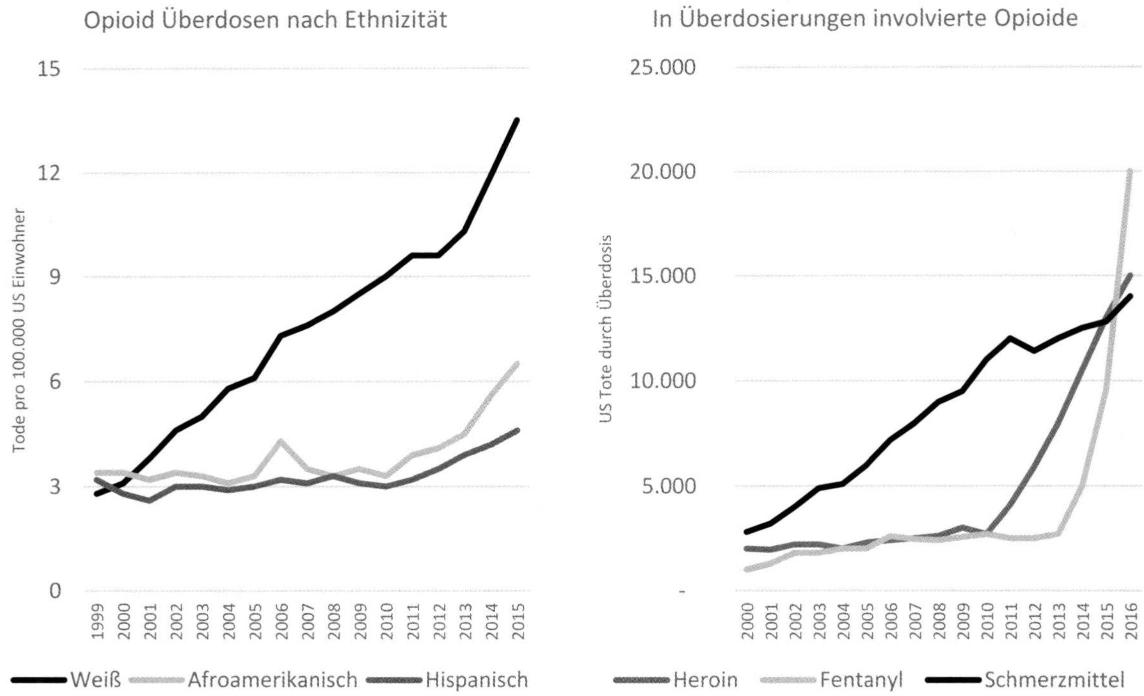

Was lässt sich aus den Grafiken ableiten?

A) In der weißen Bevölkerung sind Tode durch Opiatüberdosierungen häufiger als in anderen Bevölkerungsgruppen.
B) Bei den meisten tödlichen Opiatüberdosierungen wurde 2016 Fentanyl eingenommen.
C) Der Anteil der schwarzen Bevölkerung, der an Opiatüberdosierungen starb, hat sich zwischen 1999 und 2015 um mehr als 80 % erhöht.
D) Die Zahl der Toten durch Fentanyl-Überdosierung wuchs ab 2013 jährlich mit einem Faktor von 3.
E) Die USA haben ca. 200.000.000 Einwohner.

14. Die Statistik zeigt die Anzahl vermeidbarer Krebserkrankungen in Deutschland nach ausgewählten Ursachen für das Jahr 2018. Dabei wurden nur Personen im Alter von 35–84 Jahren berücksichtigt. Falls nicht näher spezifiziert, beziehen sich die Aussagen auf die betrachtete Personengruppe in Deutschland.

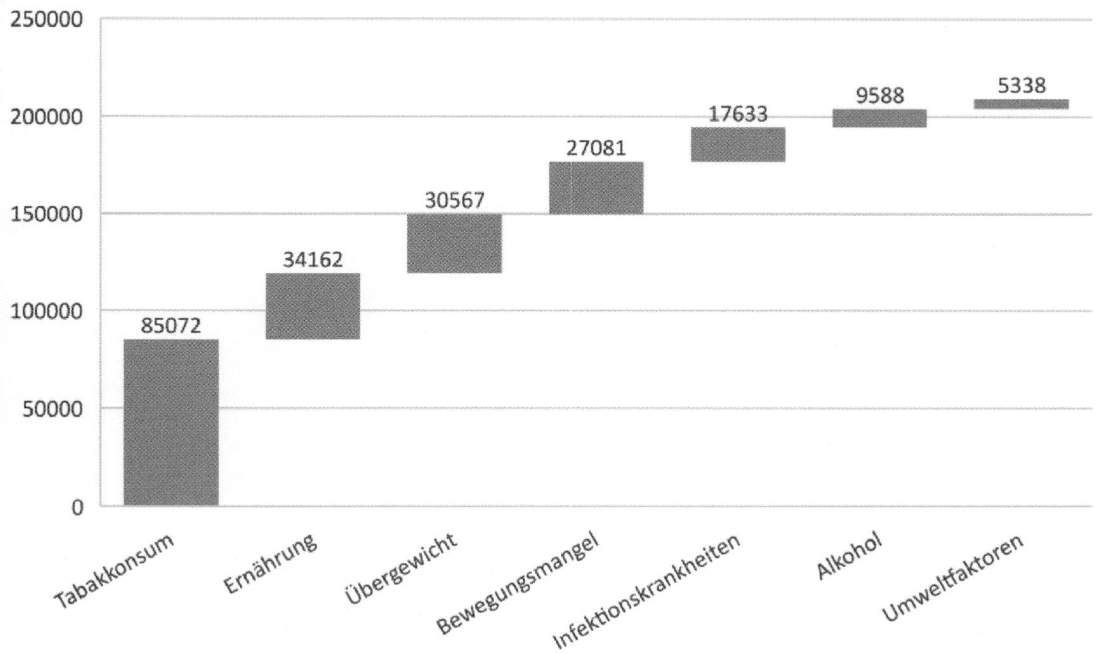

Welche der folgenden Aussagen ist/sind korrekt?

I. Die vermeidbaren Krebsfälle aufgrund von Umweltfaktoren, Alkohol und Infektionskrankheiten machen ungefähr 15 Prozent der Gesamtanzahl der vermeidbaren Krebserkrankungen durch die betrachteten Ursachen im Jahr 2018 aus.
II. Ohne die Krebserkrankungen durch Übergewicht wäre es nur zu ca. 120.000 Krebserkrankungen durch die betrachteten Ursachen gekommen.
III. Bei der Anzahl verursachter vermeidbarer Krebserkrankungen liegt Bewegungsmangel auf dem mittleren Rang.

A) Aussage I ist korrekt.
B) Aussage II ist korrekt.
C) Aussage III ist korrekt.
D) Aussage I und III sind korrekt.
E) Aussage II und III sind korrekt.

15. Die folgende Grafik vergleicht zwei bariatrische (adipositas-chirurgische) Operationen im Hinblick auf verschiedene Dimensionen, die sich zur Qualitätsmessung in diesem Bereich der Chirurgie eignen. In jeder der Dimensionen kann eine maximale Punktzahl von 100 erreicht werden, welche das Optimum darstellt. Einerseits wird der sog. Roux-en-Y-Magenbypass betrachtet, bei dem der Weg der Nahrung umgeleitet wird, und andererseits die Schlauchmagenbildung, bei der das Magenvolumen durch Abtrennung eines Teils verkleinert wird.

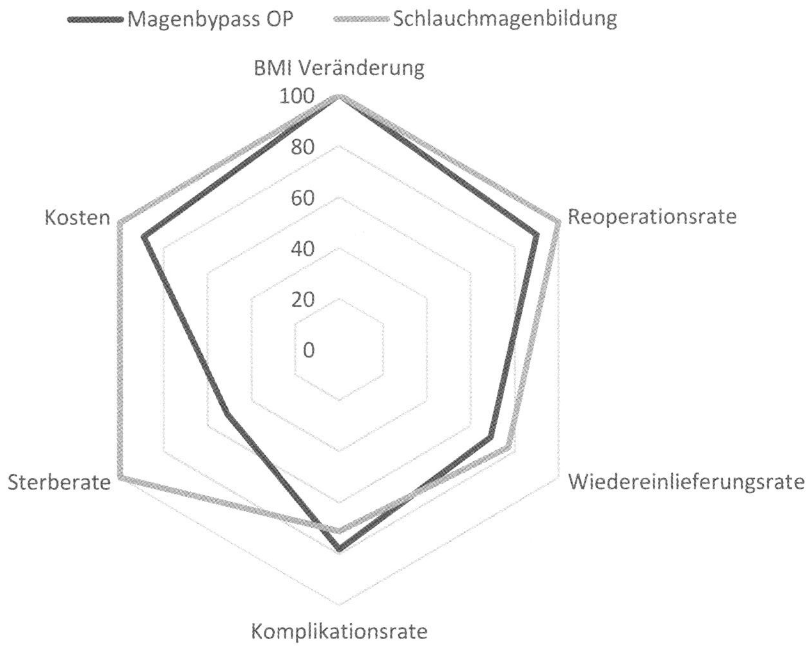

Welche der Aussagen ist korrekt?

A) Wenn man die Magenbypass-Operation in Bezug auf die Wiedereinlieferungsrate um 30 % verbessern würde, hätte sie in dieser Dimension ein Optimum erreicht.
B) In 66,67 % der Bewertungsdimensionen ist die Schlauchmagenbildung optimal.
C) Bei der Schlauchmagenbildung kommt es zu mehr Reoperationen als bei Magenbypass-OPs.
D) Eine Operation mit perfektem Ergebnis bei der Komplikationsrate steht nicht zur Auswahl.
E) Die Schlauchmagenbildung ist dem Magenbypass in jeder der abgebildeten Dimensionen überlegen.

16. Die Statistik zeigt die Anzahl der Ärztinnen in Deutschland nach fachlicher Ausrichtung in den Jahren 2013 und 2017. Dabei findet sich auf der y-Achse das entsprechende Fachgebiet und auf der x-Achse der Anteil an der Summe der Zahl der Ärztinnen dieses Gebiets 2013 und 2017. Die Zahl der Ärztinnen im Jahr 2017 ist in den Balken vermerkt.

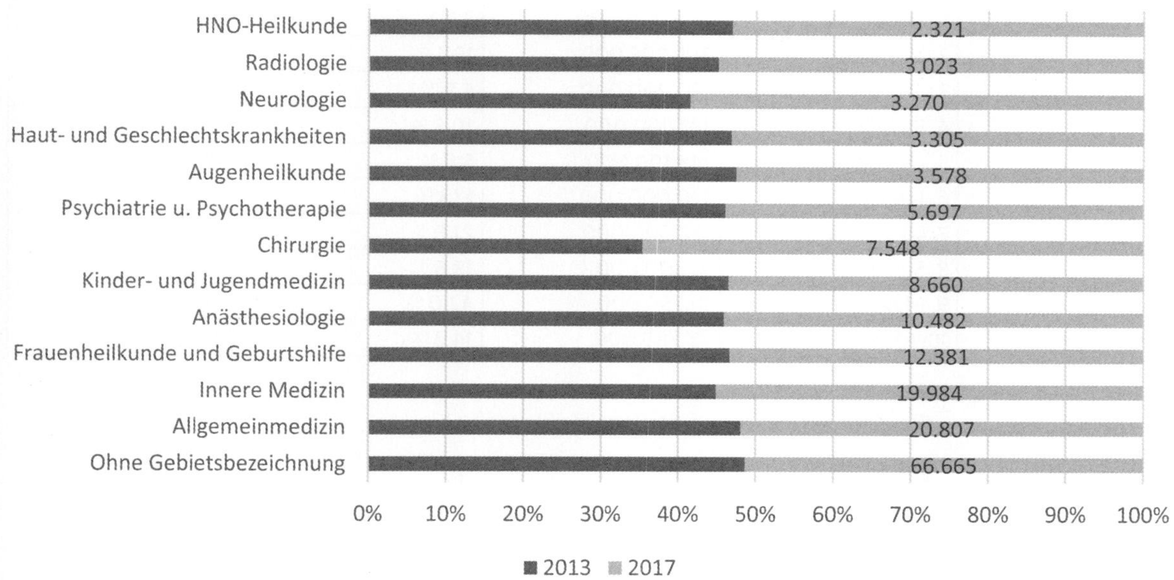

Welche der folgenden Aussagen ist/sind korrekt?

I. Es gab 2013 mehr HNO-Heilkundlerinnen als Chirurginnen in Deutschland.
II. 2013 gab es ca. 61.500 Allgemeinmedizinerinnen.
III. Im Jahr 2017 gab es eine höhere Anzahl Ärztinnen in allen dargestellten Fachbereichen als im Jahr 2013.

A) Keine der Aussagen ist korrekt.
B) Nur Aussage III ist korrekt.
C) Nur Aussage I ist korrekt.
D) Alle Aussagen sind korrekt.
E) Nur Aussage I und III sind korrekt.

17. Hier dargestellt sind die Top 10 der Pharmaunternehmen eines Landes mit ihrem jeweiligen Umsatz im Jahr 2015, Umsatzwachstum zwischen 2014 und 2015 und ihrem Marktanteil in 2015.

Firma	Umsatz (in $)	Wachstum	Marktanteil
1. GSKA	330.000.000	2,2 %	8,5 %
2. Nowartos	309.205.000	15,4 %	8,0 %
3. Farco	190.900.000	5,8 %	5,0 %
4. EICIPO	181.000.000	10,8 %	4,7 %
5. Amu Pharma	148.100.000	5,6 %	3,8 %
6. Fizer	130.000.000	17,3 %	3,3 %
7. Adam Pharma	128.500.000	21,8 %	3,3 %
8. Sanobi	85.100.000	13,6 %	5,5 %
9. Marcaryl	81.250.000	42,0 %	21,0 %
10. MDS	78.780.000	14,2 %	2,0 %

Was lässt sich NICHT aus der Tabelle ableiten?

A) GSKA hat 2014 ca. 323,5 Mio. $ Umsatz erzielt.
B) Marcaryl konnte seinen Umsatz um fast doppelt so viele Dollar erhöhen wie Adam Pharma.
C) Das Ranking bewertet die Unternehmen nach der Höhe ihres Umsatzes.
D) GSKAs Marktanteil ist um ein Sechzehntel größer als der von Nowartos.
E) Wenn man für die Platzierung der Top 10 Unternehmen eine andere der gegebenen Informationen verwenden würde, dann würde EICIPO seinen Platz 4 verlieren.

18. Die vorliegende Statistik zeigt auf der linken y-Achse die Anzahl der berufstätigen ausländischen Ärzte in Deutschland in den Jahren 1995 bis 2017. Zudem ist auf der rechten y-Achse der Anteil der unter 35-jährigen Ärzte an allen berufstätigen Ärzten in Deutschland in den Jahren 1995 bis 2017 dargestellt.

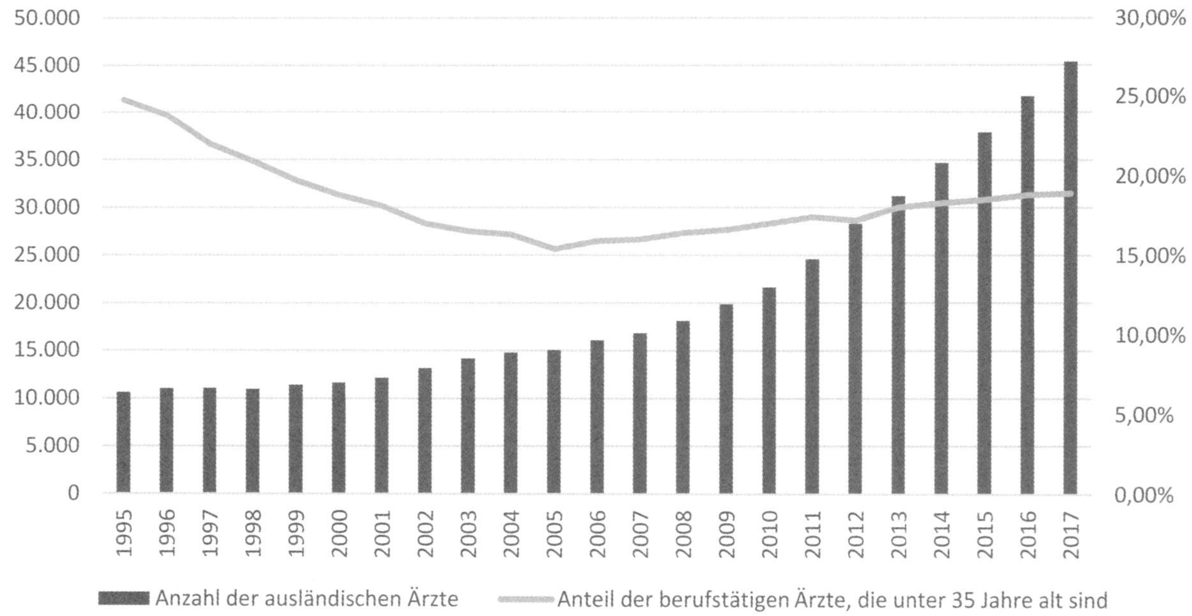

Welche der folgenden Aussagen trifft zu?

A) Im Jahr 2013 waren etwa 18 Prozent aller Ärzte deutschlandweit unter 35 Jahre alt.
B) Der Anteil der unter 35-Jähriger an den berufstätigen Ärzten in Deutschland ist zwischen 1995 und 2005 um ca. 40 % gesunken.
C) Die Anzahl der ausländischen Ärzte in Deutschland ist seit dem Jahr 2008 exponentiell gestiegen.
D) 2005 waren ca. 2.250 berufstätige ausländische Ärzte in Deutschland jünger als 35.
E) Die Anzahl der ausländischen Ärzte in Deutschland hat sich im betrachteten Zeitraum verfünffacht.

19. Jedes Jahr werden neue sog. Biotherapeutika der nächsten Generation (BNG), also zellbasierte Therapien, Gentherapien oder regenerative medizinische Therapien entwickelt. Die untenstehende Grafik zeigt, wie viele BNG sich jedes Jahr in den späten Phasen ihrer Entwicklung befinden und wie viele pro Jahr bereits vermarktet werden. Die Studie stammt aus dem Jahr 2017, sodass es sich bei den Werten für 2018 nur um Prognosen handelt.

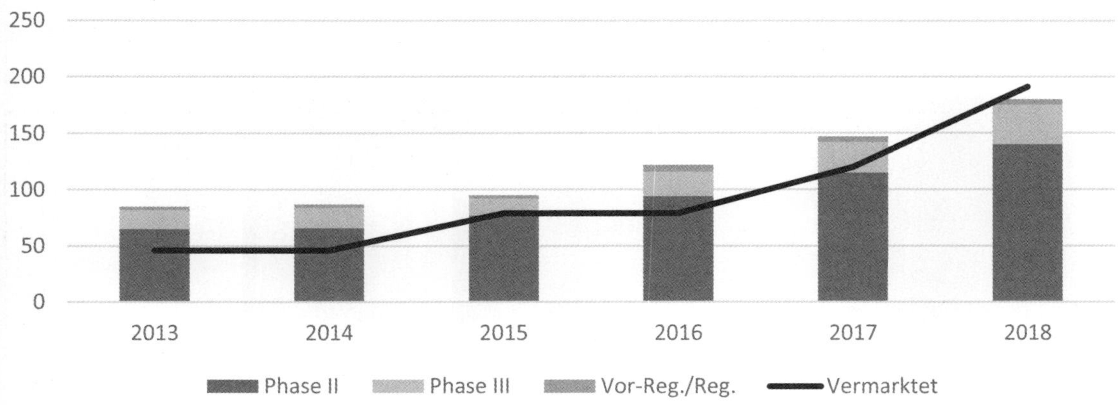

Was lässt sich aus der Grafik ableiten?

A) Laut Prognose werden 2018 erstmals gleich viele BNG vermarktet, wie in der Entwicklung sind.
B) Von 2015 auf 2016 stieg die Zahl der in Entwicklung befindlichen BNG um ca. 27 an.
C) Von Phase II der Entwicklung dauert es durchschnittlich noch 3 Jahre bis in die Vorregistrierungs-/Registrierungsphase.
D) Zwischen 2014 und 2015 wurde nicht mit der Entwicklung neuer BNG begonnen.
E) Es wird erwartet, dass zwischen 2017 und 2018 ca. 35 neue BNG in Phase II ihrer Entwicklung vorrücken.

20. Die Statistik zeigt die 15 Länder mit den weltweit meisten Fällen von depressiven Erkrankungen im Jahr 2015.

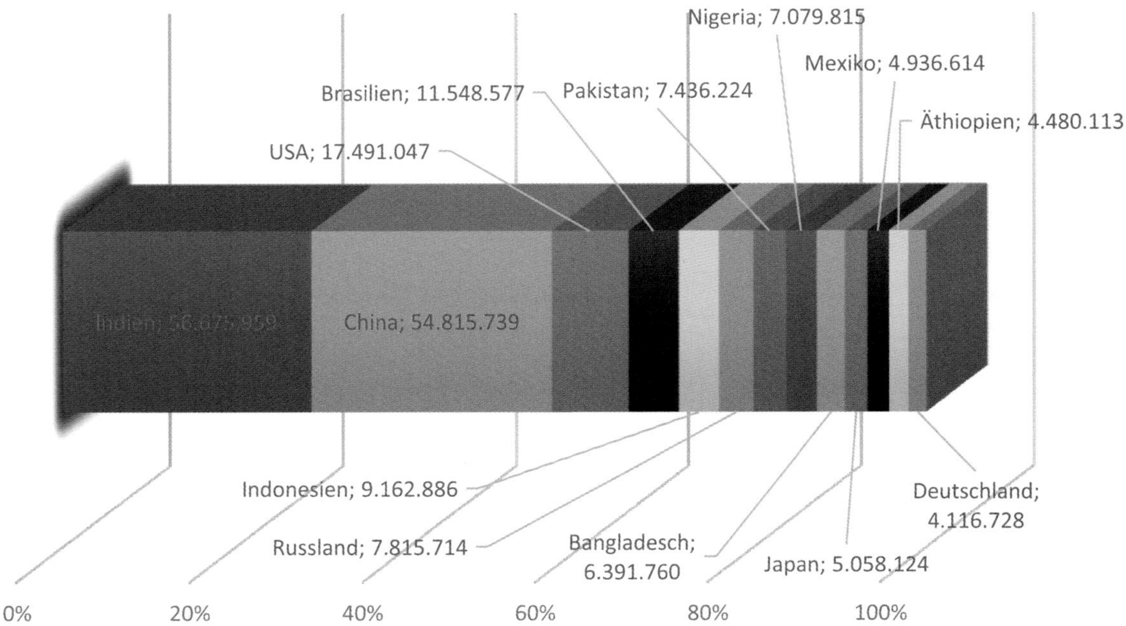

Welche der folgenden Aussagen ist richtig?

A) In Brasilien erkrankten im Jahr 2015 insgesamt etwa 2,8-mal so viele Personen an Depressionen wie in Deutschland.
B) Deutschland war im Jahr 2015 das Land mit den wenigsten Patienten mit Depression.
C) Mehr als 50 Millionen Personen mit depressiven Erkrankungen haben im Jahr 2015 China betreten.
D) Das Land mit den viertmeisten Fällen von depressiven Erkrankungen, hatte im Jahr 2015 etwas mehr als die doppelte Anzahl des Landes mit den viertwenigsten Fällen von depressiven Erkrankungen.
E) Die zwei Länder, die im Jahr 2015 weltweit die meisten Fälle von depressiven Erkrankungen hatten, übertrafen alle anderen Länder der Welt um mindestens 37 Millionen Fälle.

21. Für eine Umfrage zum Thema extreme Stressbelastung wurden in Deutschland 1.200 Menschen über 18 Jahren gefragt, ob Stressbelastungen bei ihnen schon einmal so hoch waren, dass sie diese nicht mehr allein bewältigen konnten. Abgebildet sind die Anteile der Befragten in den jeweiligen Altersgruppen, die diese Frage mit „ja" beantworteten.

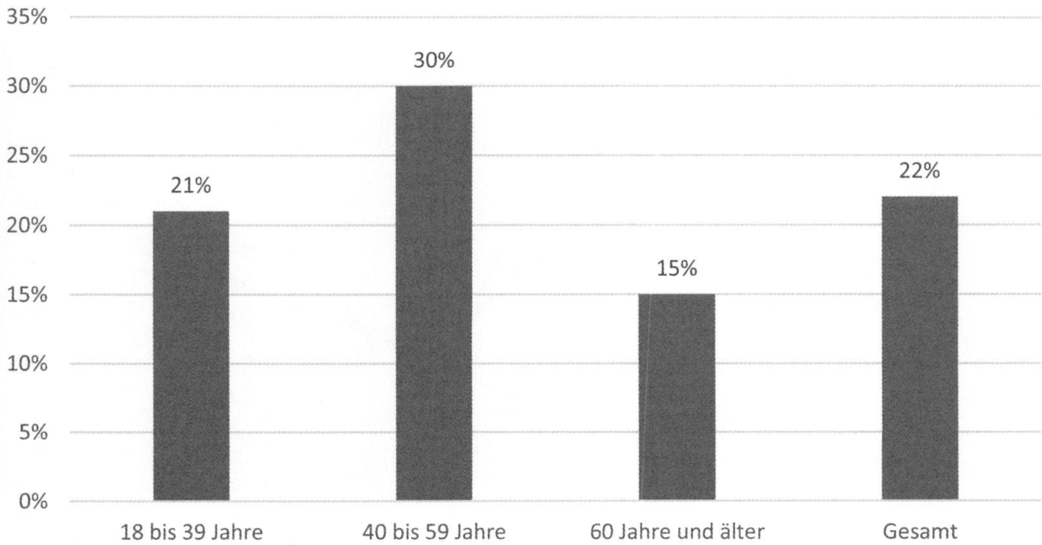

Welche Aussagen sind korrekt?

I. 360 der Befragten waren zwischen 40 und 59 Jahre alt.
II. 264 Befragte hatten schon einmal so hohe Stressbelastungen, dass sie diese nicht mehr allein bewältigen konnten.
III. Unter den Befragten haben die über 59-Jährigen unterdurchschnittlich häufig schon einmal so hohe Stressbelastungen erlebt, dass sie diese nicht mehr allein bewältigen konnten.

A) Jede der Aussagen.
B) Keine der Aussagen.
C) Nur Aussage I.
D) Nur Aussagen II und III.
E) Nur Aussage II.

22. Die nachfolgende Grafik zeigt die Entwicklung der Suizidtode von Männern im Vergleich zum Vorjahr.

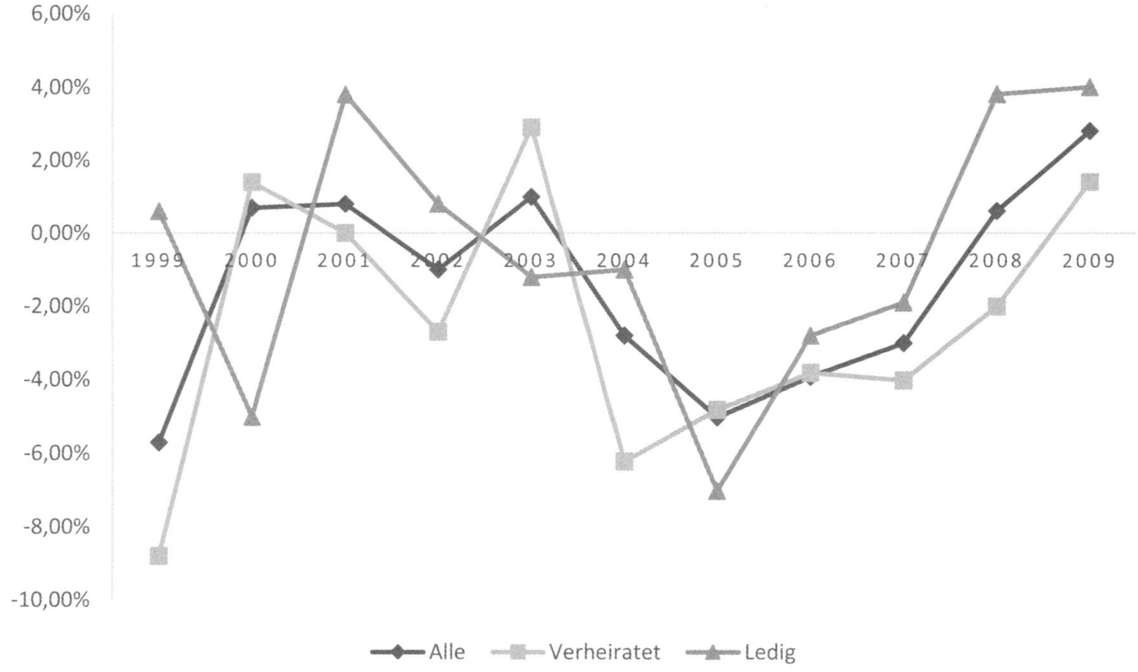

Welche der Aussagen ist korrekt?

A) Anfang 2006 gab es fast gleich viele Suizide unter Verheirateten und Ledigen.
B) 2002 gab es unter verheirateten Männern ca. 11 % weniger Suizide als 1998.
C) Es gab 2003 mehr Suizide unter Männern als 1998.
D) Von 2000 zu 2001 stieg die Suizidrate lediger Männer um ca. 9 %.
E) Unter allen Männern gab es im Jahr 2000 gleich viele Suizide wie im Jahr 2008.

23. Die Statistik zeigt die zehn häufigsten Hauptdiagnosen von Patienten in Vorsorge- und Rehabilitationseinrichtungen in Deutschland im Jahr 2016. Die Werte sind in Tausend angegeben.

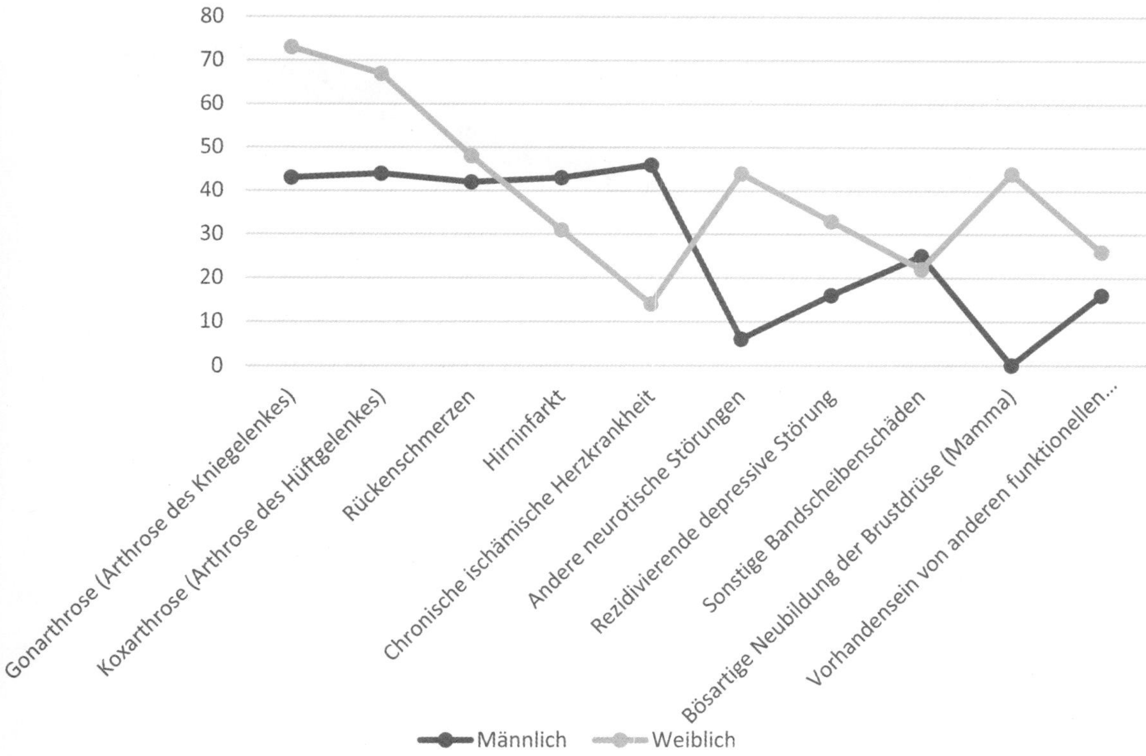

Welche der folgenden Aussagen ist/sind korrekt?

I. Die Anzahl der zehn häufigsten Hauptdiagnosen in Vorsorge- und Rehabilitationszentren in Deutschland, die an Männer gestellt wurden, war 2016 geringer als die Anzahl derer, die an Frauen gestellt wurden.
II. Frauen erhielten in Vorsorge- und Rehabilitationszentren in Deutschland im Jahr 2016 44-mal häufiger als Männer die Hauptdiagnose einer bösartigen Neubildung der Brustdrüse (Mamma).
III. Frauen in Deutschland erkranken ca. 3-mal häufiger an chronisch ischämischen Herzkrankheiten als Männer in Deutschland.

A) Nur Aussage I und III sind korrekt.
B) Alle Aussagen sind korrekt.
C) Nur Aussage I ist korrekt.
D) Nur Aussage III ist korrekt.
E) Nur Aussage I und II sind korrekt.

24. Die folgende Grafik zeigt die Anzahl stationärer Behandlungen aufgrund psychischer Störungen und Verhaltensstörungen in Deutschland in den Jahren 1994 bis 2016.

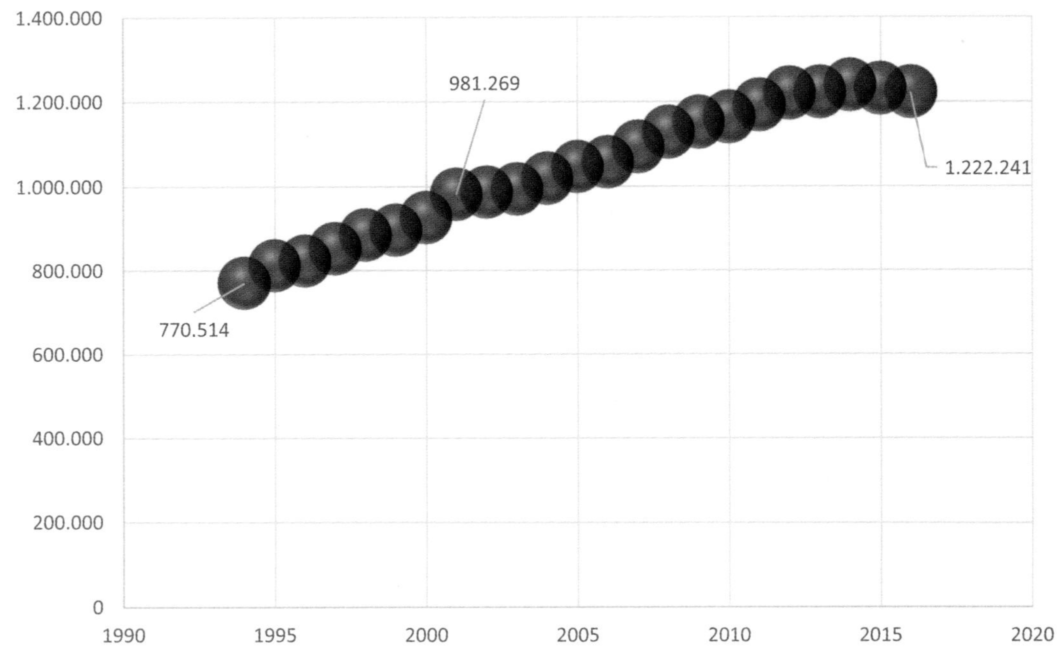

Welche der folgenden Aussagen ist richtig?

A) Die Steigerung der Anzahl stationärer Behandlungen aufgrund psychischer und Verhaltensstörungen in Deutschland in den Jahren 1994 bis 2016 verläuft linear.
B) Die Anzahl stationärer Behandlungen aufgrund psychosomatischer Verhaltensstörungen in Deutschland ist im Betrachtungszeitraum seit dem Jahr 2008 angestiegen.
C) Zwischen dem Jahr 2001 und dem Jahr 2016 ist die Anzahl stationärer Behandlungen aufgrund psychischer und Verhaltensstörungen in Deutschland um durchschnittlich ca. 16.000 jedes Jahr angestiegen.
D) In den 1990er-Jahren hatte die Anzahl stationärer Behandlungen aufgrund psychischer und Verhaltensstörungen ein jährliches Wachstum von rund 32 %.
E) Im Jahr 2001 war die Anzahl stationärer Behandlungen aufgrund psychischer und Verhaltensstörungen in Deutschland deutlich höher als im Vorjahr, da die Dotcom-Blase geplatzt ist.

Übungsset 4

Beantworten Sie die Fragen zu den folgenden Diagrammen und Tabellen.
(TMS: 60 Min. für 24 Aufgaben, EMS: 50 Min. für 20 Aufgaben)

1. Die Statistik zeigt die Geschlechterverteilung bei den zehn häufigsten nichtchirurgischen Schönheitsoperationen weltweit im Jahr 2016. Die Operationen wurden ausschließlich von Schönheitschirurgen durchgeführt.

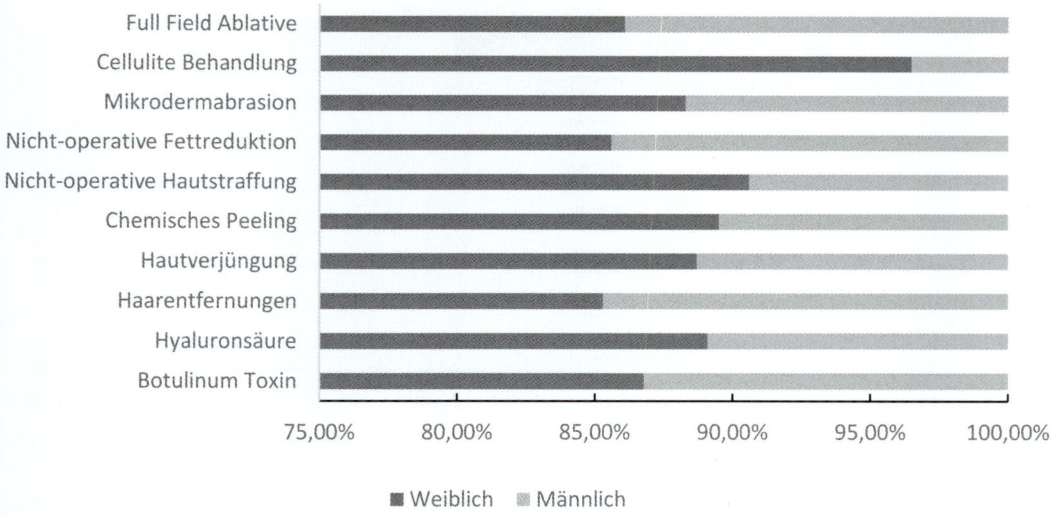

Welche der folgenden Aussagen lässt sich aus der Statistik ableiten?

A) Hautverjüngung im Gesichtsbereich war bei Frauen beliebter als eine nicht-operative Fettreduktion.
B) Chemisches Peeling war die nichtchirurgische Schönheitsoperation, die an Frauen am dritthäufigsten durchgeführt wurde.
C) Die zehn häufigsten nichtchirurgischen Schönheitsoperationen weltweit wurden allesamt zu mindestens 85 Prozent an Frauen durchgeführt.
D) Behandlung von Cellulite war mit Abstand die weltweit am häufigsten durchgeführte nichtchirurgische Schönheitsoperation bei Frauen.
E) Full Field Ablative ist bei Männern beliebter als bei Frauen.

2. Das Diagramm zeigt, wie viele medizinische Publikationen 2015 je nach Fachgebiet veröffentlicht wurden (obere x-Achse) und wie oft diese zitiert wurden (untere x-Achse).

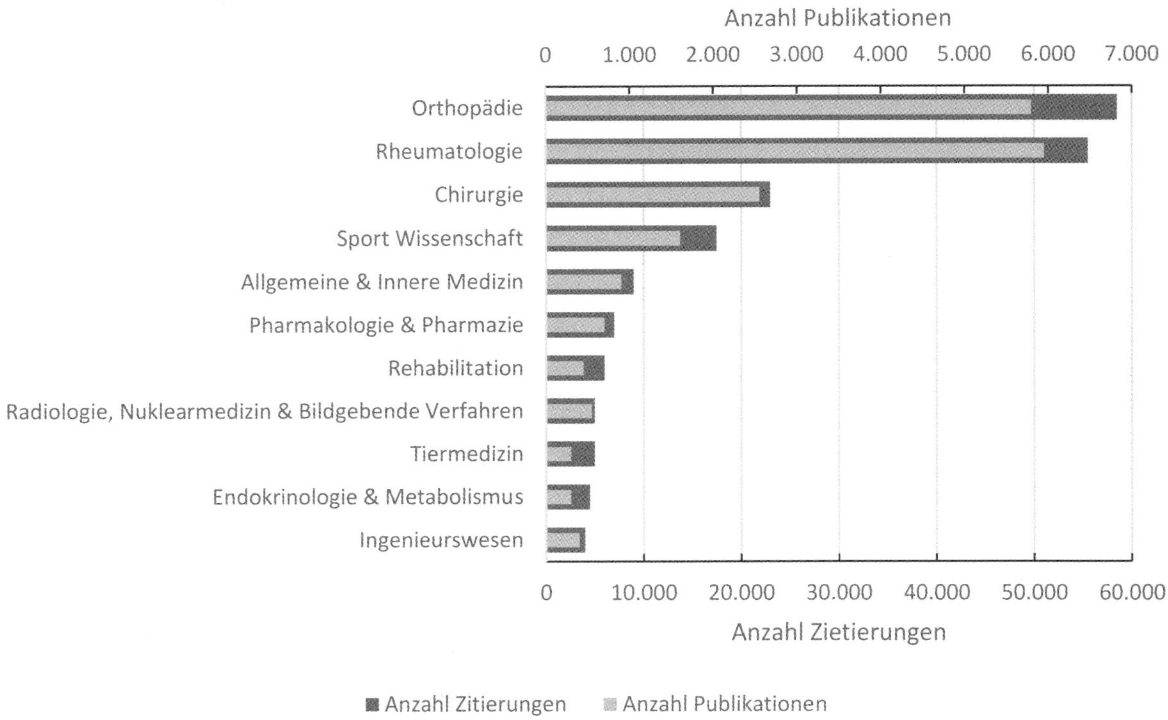

Was lässt sich NICHT aus dem Diagramm ableiten?

A) Relativ zu den Publikationen war die Zahl der Zitierungen in der Tiermedizin am höchsten.
B) Die Zahl der rheumatologischen Publikationen lag ca. 49.500 unter der Zahl der Zitierungen.
C) In der allgemeinen und inneren Medizin wurde jede Publikation ungefähr 10-mal zitiert.
D) Es wurden mehr Publikationen im Bereich (medizinisches) Ingenieurswesen veröffentlicht als im Bereich Tiermedizin.
E) Orthopädie ist das Themengebiet, in dem die Zahl der Publikationen und die der Zitierungen am meisten auseinanderfallen.

3. Das folgende Diagramm vergleicht Kosten und Nutzen von drei verschiedenen Prostatakrebsbehandlungen. Brachytherapie (interne Strahlentherapie), roboterassistierte Prostatektomie (Entfernung der Prostata) und Protonentherapie werden hinsichtlich ihrer Ergebnisse in verschiedenen Bereichen auf einer Skala von eins bis hundert bewertet. Eine Punktzahl von 100 stellt ein perfektes Ergebnis dar, auch hinsichtlich der Kosten.

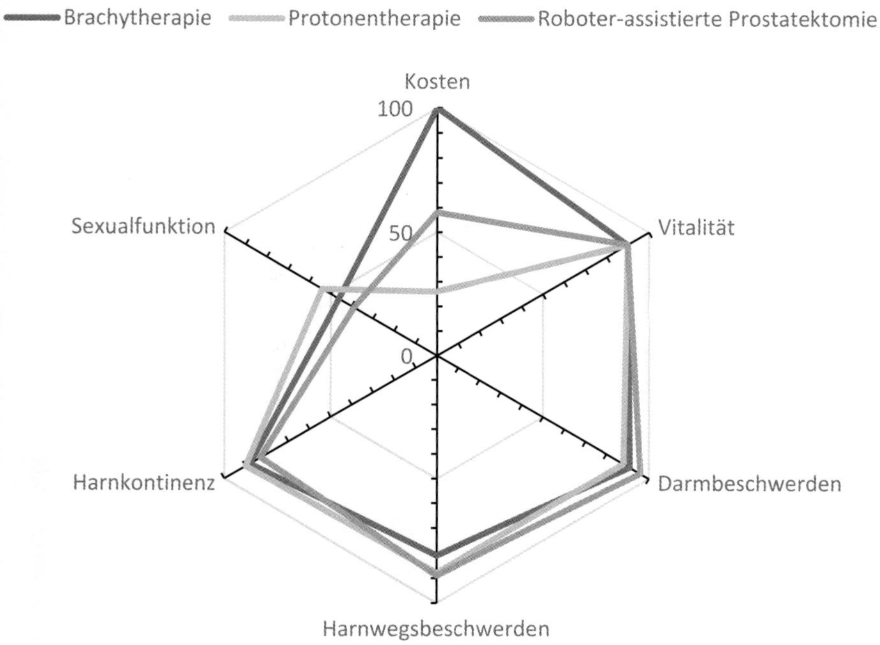

Was lässt sich aus der Grafik ableiten?

I. Die Protonentherapie schneidet in einem der Ergebnis-Bereiche schlechter ab als die anderen Therapieformen und kostet zudem deutlich mehr.
II. Die roboterassistierte Prostatektomie ist unter den aufgeführten Methoden für die Sexualfunktion des Patienten am schlechtesten, verursacht aber weniger Harnwegs- und Darmbeschwerden.
III. Ausgehend von den Gesamtpunktzahlen der drei Therapieformen ist die Brachytherapie den anderen vorzuziehen.

A) Alle drei Aussagen.
B) Nur Aussagen I und II.
C) Nur Aussagen I und III.
D) Nur Aussage II.
E) Keine der Aussagen.

4. Die folgende Grafik zeigt das Ergebnis einer Befragung zum Interesse an Familien- und Arztserien im Fernsehen in den Jahren 2014 bis 2018. Dazu wurden in Deutschland Menschen ab 14 Jahren in ihren Privathaushalten in einem persönlichen Interview befragt. Anschließend wurden die Daten hochgerechnet auf die gesamte deutsche Bevölkerung über 14 Jahren. Die Stichprobe sah folgendermaßen aus:

2014: 25.363 Befragte, Hochrechnung auf 70,52 Mio. Personen

2015: 25.140 Befragte, Hochrechnung auf 69,24 Mio. Personen

2016: 23.854 Befragte, Hochrechnung auf 69,56 Mio. Personen

2017: 23.356 Befragte, Hochrechnung auf 70,09 Mio. Personen

2018: 23.389 Befragte, Hochrechnung auf 70,45 Mio. Personen

Auf der y-Achse ist der Anteil der über 14-Jährigen abgebildet, der laut Hochrechnungen den jeweiligen Aussagen zustimmt.

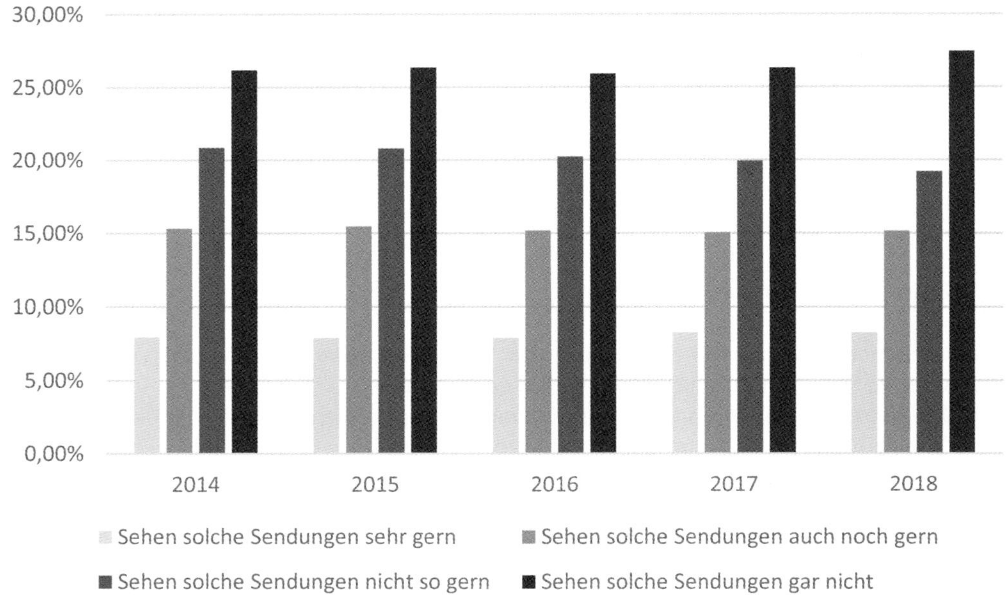

Welche der folgenden Aussagen ist/sind richtig?

I. 2016 gaben etwa 4.800 Befragte an, nicht so gern Familien- und Arztserien im Fernsehen zu schauen.
II. Laut Hochrechnung hat die Mehrheit der über 14-Jährigen in Deutschland in den Jahren 2014 bis 2018 gar nicht Familien- und Arztsendungen im Fernsehen gesehen.
III. Es gab 2018 laut Hochrechnung 54.000 mehr Deutsche über 14 als 2017, die Familien- und Arzt-Sendungen auch noch gern gesehen haben.

A) Nur Aussage I ist richtig.
B) Nur Aussage II ist richtig.
C) Nur Aussage III ist richtig.
D) Nur Aussage II und III sind richtig.
E) Alle Aussagen sind falsch.

5. Nachfolgend dargestellt sind die Leistung dreier verschiedener Chirurgen in Dimensionen, die zur Qualitätsmessung von adipositas-chirurgischen Operationen herangezogen werden können. Auf der rechten Seite sieht man die Leistung der Chirurgen bei der Vornahme einer Magenbypassoperation, auf der linken Seite bei einer Schlauchmagenbildung. Eine Punktzahl von 100 stellt das Optimum dar und alle Aussagen sind auf den Kosmos der Chirurgen A, B und C beschränkt.

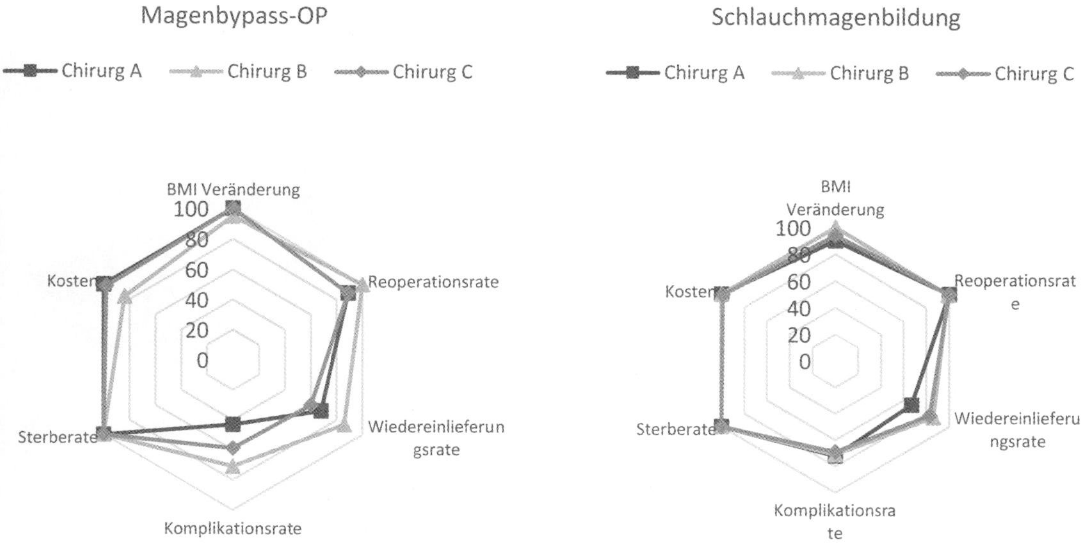

Was lässt sich aus den Grafiken ableiten?

A) Wenn es einem Patienten nur um kostengünstige BMI-Veränderung geht, sollte er für eine Magenbypass-OP den Chirurgen A und für eine Schlauchmagenbildung den Chirurgen B wählen.
B) Wenn man die Qualität einer Magenbypass-OP an der Höhe der Komplikationsrate, der Wiedereinlieferungsrate und der Reoperationsrate festmacht, ist Chirurg B die schlechteste Wahl, da er hier jeweils die höchste Rate aufweist.
C) Eine gelungene Schlauchmagenbildung fällt Chirurg C deutlich leichter als eine Magenbypass-OP.
D) Es kommt bei Magenbypass-OPs im Schnitt weniger häufig zu Reoperationen als bei Schlauchmagenbildungen.
E) Wenn alle drei Chirurgen exakt gleich viele Magenbypass-OPs und gleich viele Schlauchmagenbildungen vornehmen, verursacht der Arzt B die wenigsten Komplikationen.

6. Die Grafik zeigt die Ergebnisse einer Umfrage zum Thema Cannabis in der Medizin. Dabei wurde die folgende Frage gestellt: „In der Medizin werden Cannabisprodukte beispielsweise bei chronischen Schmerzen oder zur Linderung der Spastik bei Multipler Sklerose eingesetzt. In diversen Ländern wie Kanada oder Spanien dürfen diese Patienten Cannabis gegen ihre Symptome einsetzen. Sind Sie der Meinung, dass diese Möglichkeit auch in Deutschland bestehen sollte, oder sind Sie dagegen?"

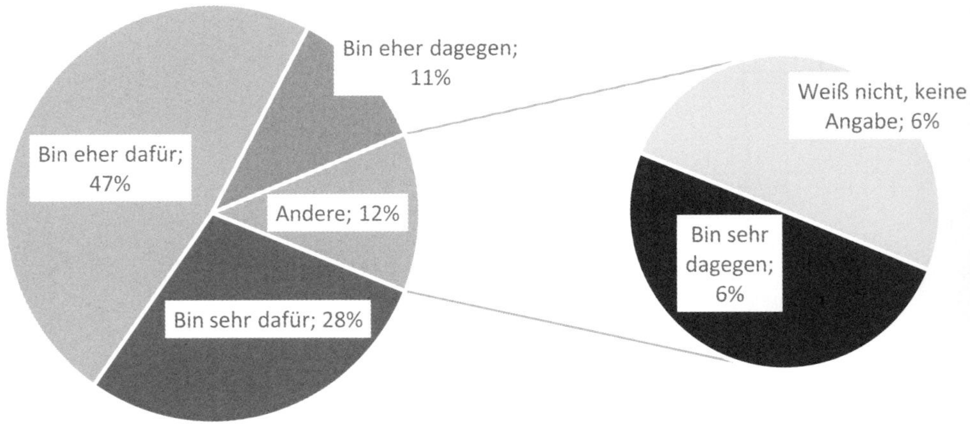

Welche der folgenden Aussagen ist richtig?

A) Da in Ländern wie Kanada oder Spanien Cannabis für medizinische Zwecke verwendet wird, sind die Befragten dafür, dass Cannabis für medizinische Zwecke auch in Deutschland verwendet werden darf.
B) Mindestens 11 Personen sind eher dagegen, dass in Deutschland Cannabis für medizinische Zwecke verwendet werden darf.
C) 28 Prozent der Befragten befürworten eine Cannabis-Legalisierung in Deutschland.
D) Die Mehrheit der Befragten ist nicht gegen die Möglichkeit, Cannabis gegen die Symptome einzusetzen.
E) 6 Prozent der Befragten sind sehr dagegen, dass Cannabis nur gegen chronische Schmerzen eingesetzt werden darf.

7. Die vorliegende Tabelle zeigt die Verteilung von substanzbezogenen Zusatzdiagnosen bei ambulant behandelten Suchtkranken in Deutschland nach Hauptdiagnose im Jahr 2011. So wurde beispielsweise bei der Einzeldiagnose Konsum von MDMA in 5,9 Prozent aller Fälle auch die Zusatzdiagnose Konsum von Cannabis gestellt. Mehrfache Zusatzdiagnosen waren möglich. Alle Aussagen beziehen sich auf ambulant behandelte Suchtkranke.

Einzeldiagnose	**Zusatzdiagnose**				
	Opioide	**Cannabis**	**Sedativa/ Hypnotika**	**Kokain**	**Stimulanzien**
Alkohol	26,50 %	27,40 %	30,60 %	40,30 %	28,60 %
Heroin	85,40 %	2,30 %	4,70 %	8,90 %	3,90 %
Methadon	37,60 %	0,30 %	1,70 %	1,10 %	0,40 %
Buprenorphin	9,10 %	0,20 %	1 %	0,30 %	0,20 %
andere opiathaltige Mittel	10,80 %	0,50 %	3,90 %	1,40 %	1 %
Cannabinoide	32,20 %	100 %	9,30 %	44,90 %	49,10 %
Benzodiazepine	14,20 %	1,20 %	72,50 %	3,70 %	2 %
Sedativa/Hypnotika	0,50 %	0,20 %	18,30 %	0,30 %	0,30 %
Kokain	21,90 %	9,10 %	4,50 %	93,70 %	11,60 %
Crack	3,60 %	0,30 %	0,20 %	6,50 %	0,40 %
Amphetamine	9 %	18,80 %	4,90 %	20 %	81,70 %
MDMA	4,50 %	5,90 %	2,50 %	7 %	16,90 %
andere Stimulanzien	0,80 %	1,60 %	0,90 %	1,40 %	17,70 %
LSD	3,30 %	2,60 %	1,10 %	4,20 %	4,60 %

Welche der folgenden Aussagen ist/sind richtig?

I. Im Jahr 2011 hatten in Deutschland ambulant behandelte Suchtkranke mit der Einzeldiagnose Konsum von Alkohol das höchste Risiko, eine der Zusatzdiagnosen Konsum von Opioiden, Cannabis, Sedativa/Hypnotika, Kokain oder Stimulanzien zu erhalten.
II. Die geringste Chance, eine Sucht für Stimulanzien zu entwickeln, hat man, wenn man Buprenorphin konsumiert.
III. Ambulant behandelte Suchtkranke mit der Einzeldiagnose Konsum von Heroin konsumierten im Jahr 2011 11,5-mal häufiger Cannabis als Personen mit der Einzeldiagnose Konsum von Sedativa/Hypnotika.

A) Nur Aussage I ist korrekt
B) Nur Aussage II ist korrekt.
C) Nur Aussage III ist korrekt.
D) Alle Aussagen sind falsch.
E) Alle Aussagen sind korrekt.

8. Die folgende Grafik zeigt die Zahl der Drogentoten in ausgewählten Altersgruppen für die USA in den Jahren 1999 bis 2016. Auf der y-Achse ist die Anzahl der Drogentoten pro 100.000 Einwohnern gegeben und auf der x-Achse die Jahreszahl.

   Hinweis: Alle Aussagen beziehen sich auf die USA.

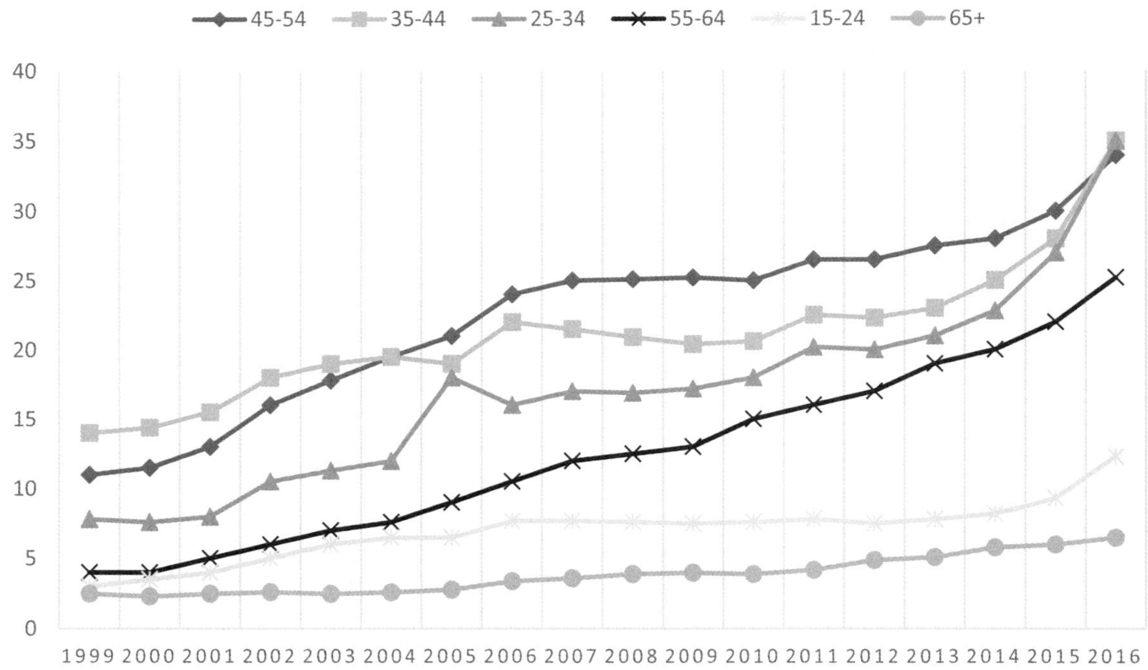

   Was lässt sich NICHT aus der Grafik ableiten?

   A) Die Zahl der 55- bis 64-jährigen Drogentoten pro 100.000 Einwohner stieg zwischen 2000 und 2015 nahezu linear an.
   B) 2008 gab es pro 30.000 Einwohner ca. 26 Drogentote über 15 Jahren.
   C) Ca. 11 Jahre lang waren die 45- bis 54-Jährigen unter den über 15-jährigen Drogentoten am häufigsten vertreten.
   D) 2016 starben mehr Menschen über 15 Jahren an Drogenüberdosis als 1999.
   E) Es starben in keinem Jahr des Betrachtungszeitraums mehr als 8 über 65-Jährige pro 100.000 Einwohnern.

9. Die abgebildete Tabelle zeigt, ob befragte Patienten mit dem Service einer Basisgesundheitseinrichtung zufrieden waren. Hierzu wurde die Gesamtheit der Befragten innerhalb verschiedener Kategorien wie Alter, Geschlecht und Familienstand auf verschiedene demografische Gruppen aufgeteilt.

Charakteristika	**Anzahl Unzufrieden**	**Anzahl Zufrieden**
Altersgruppe (Jahre)		
< 6	90	43
6–18	69	40
19–60	299	177
61–80	36	14
Geschlecht		
Männlich	243	123
Weiblich	251	151
Familienstand		
Verheiratet	243	155
Single/Kind	186	103
Verwitwet	61	14
Geschieden	4	2
Durchschnittl. Monatseinkommen		
Nicht ausreichend	108	50
Einigermaßen ausreichend	295	166
Ausreichend	91	58
Beschäftigung		
Keine Arbeit	65	44
Handwerk	24	8
Facharbeit	50	18
Hausfrau	110	72
Expertenarbeit	76	39
Schüler	57	31
Rentner	32	8
Kind	80	54

Was lässt sich NICHT aus der Tabelle ableiten?

A) Es wurden 768 Menschen befragt.
B) Unter den 19- bis 60-jährigen Patienten war die Zufriedenheit mit dem Service ca. 4,5-mal häufiger als bei jungen Menschen zwischen 6 und 18 Jahren.
C) Doppelt so viele Geschiedene waren mit dem Service unzufrieden wie zufrieden waren.
D) Ca. 14 % der Befragten waren arbeitslos.
E) Die Mehrheit der Befragten war mit dem Service unzufrieden.

10. Das Diagramm zeigt, welchem Anteil der Personen, die sich im Jahr 2017 in Deutschland Schönheitsoperationen unterzogen haben, die aufgelisteten Kriterien jeweils wichtig für ihre Arztwahl waren.

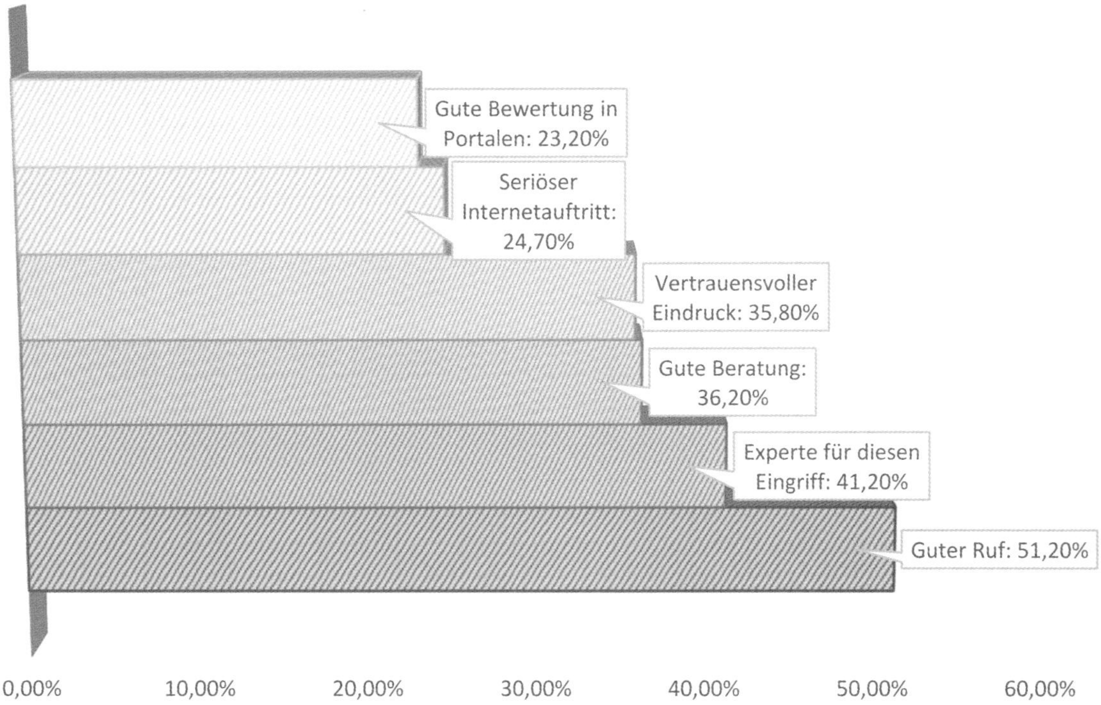

Welche der folgenden Aussagen ist korrekt?

A) Mehr als die Hälfte der Personen, die sich im Jahr 2017 in Deutschland Schönheitsoperationen unterzogen haben, hielt das Kriterium „Guter Ruf" für wichtig.
B) Knapp ein Viertel der Deutschen legt Wert auf einen seriösen Internetauftritt, wenn sie sich für einen Arzt für eine Schönheits-OP entscheiden müssen.
C) 41,20 % der Menschen, die sich 2017 in Deutschland einer Schönheits-OP unterzogen haben, sind zu dem Arzt gegangen, der der größte Experte für den Eingriff war.
D) Ein vertrauensvoller Eindruck des Arztes zählt für die Befragten mehr als das, was sie im Internet lesen.
E) Ein guter Ruf des Arztes war den Befragten bei ihrer Entscheidung 10 % wichtiger, als dass der Arzt ein Experte für den Eingriff war.

11. Die Statistik zeigt die Honorare von Vertragsärzten in Deutschland aus den Jahren 2011, 2013 und 2015 nach Fachbereichen. Betrachtet wurden Vertragsärzte mit vier Quartalsabrechnungen im Jahr. Nicht betrachtet wurden Ärzte in fachgruppenübergreifenden Praxen. Die Werte sind dabei in 1.000 Euro angegeben. Alle Aussagen beziehen sich auf die betrachteten Ärzte.

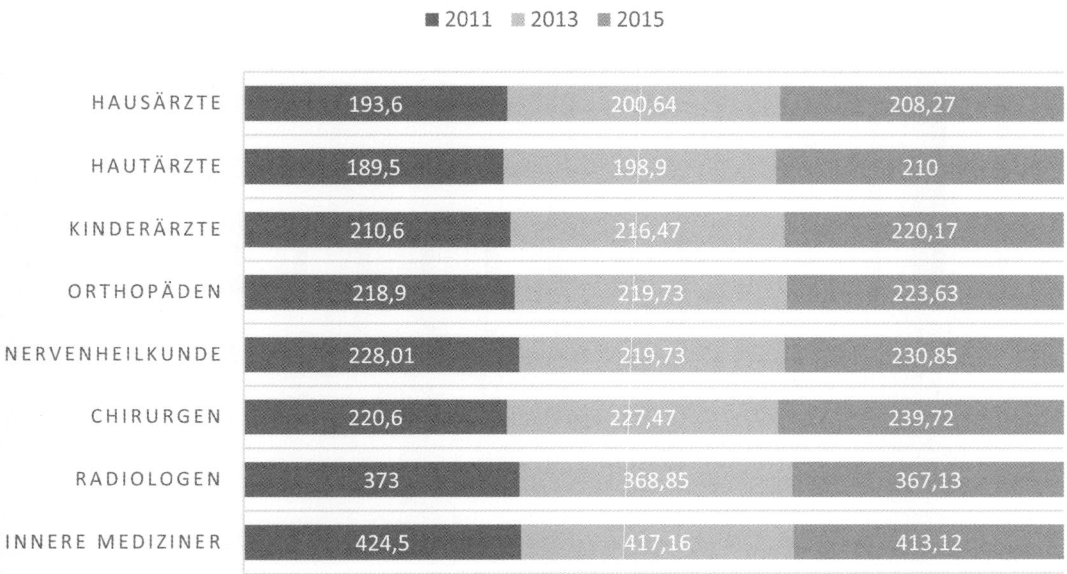

Welche der folgenden Aussagen lässt sich ableiten?

A) Die Honorare von Vertragsärzten in Deutschland, die als Hausärzte, Hautärzte und Kinderärzte tätig waren, sind in Deutschland bis zum Jahr 2015 jährlich angestiegen.
B) Die Honorare von Vertragsärzten in Deutschland, die als Hausärzte, Hautärzte, Kinderärzte, Orthopäden und Radiologen tätig waren, sind in den betrachteten Jahren kontinuierlich gestiegen.
C) Orthopäden verdienten 2015 3,90 € mehr pro Behandlung als 2013.
D) Die Honorare von Chirurgen stiegen zwischen 2011 und 2015 jährlich im Durchschnitt um ca. 2 %.
E) Innere Mediziner mussten zwar einen Rückgang ihres Honorars beobachten, führen die Liste aber immer noch mit über 40 € pro Behandlung Vorsprung gegenüber dem Zweitplatzierten an.

12. Nachfolgend abgebildet ist eine Prognose für das weltweite Umsatzwachstum verschiedener „Medtech"-Sektoren.

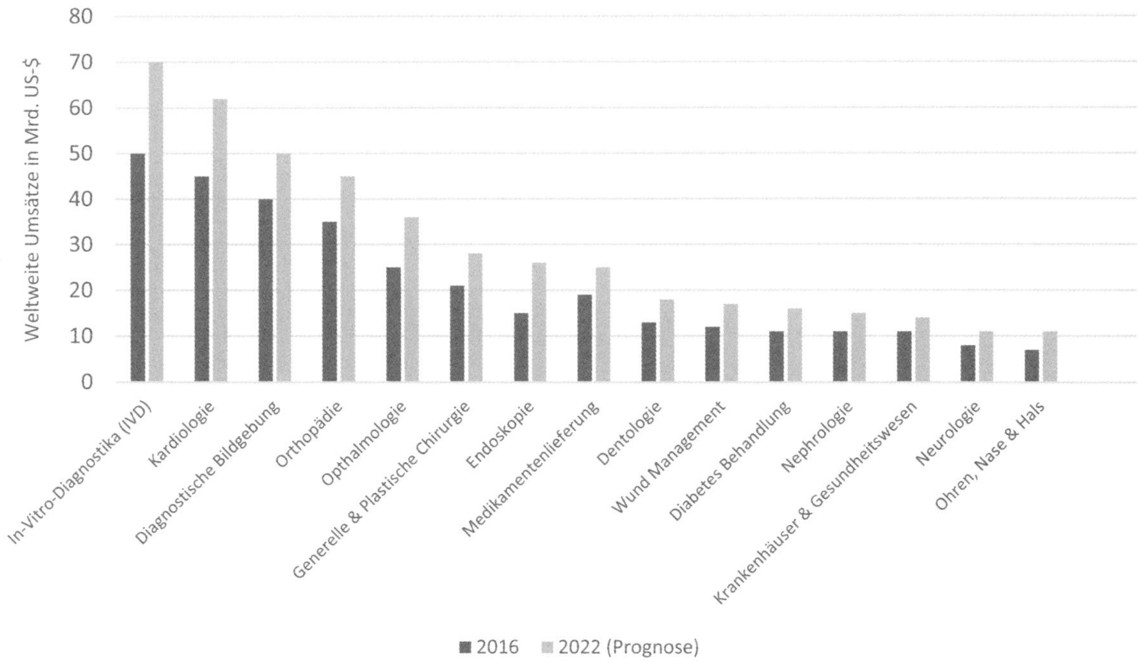

Welche Aussage ist korrekt?

A) Unter den dargestellten Sektoren steigen die Umsätze mit In-Vitro-Diagnostika zwischen 2016 und 2022 jährlich am meisten.
B) Umsätze mit Medikamentenlieferungen werden sich laut Prognose schlechter entwickeln als die Umsätze mit Endoskopie.
C) Die Umsätze steigen in jedem der dargestellten Medtech-Sektoren zwischen 2016 und 2022 stetig an.
D) Das Geld, das 2016 für Medtech ausgegeben wurde, wurde zum größten Teil für In-Vitro-Diagnostika ausgegeben.
E) 2022 wird in jedem Medtech-Sektor mehr Umsatz erzielt als noch 6 Jahre zuvor.

13. Die untenstehende Grafik zeigt den Anteil der weiblichen Videospielerinnen in verschiedenen Genres im Jahr 2017. Auf der x-Achse ist dabei der jeweilige Anteil in Prozent und auf der y-Achse das Genre angegeben.

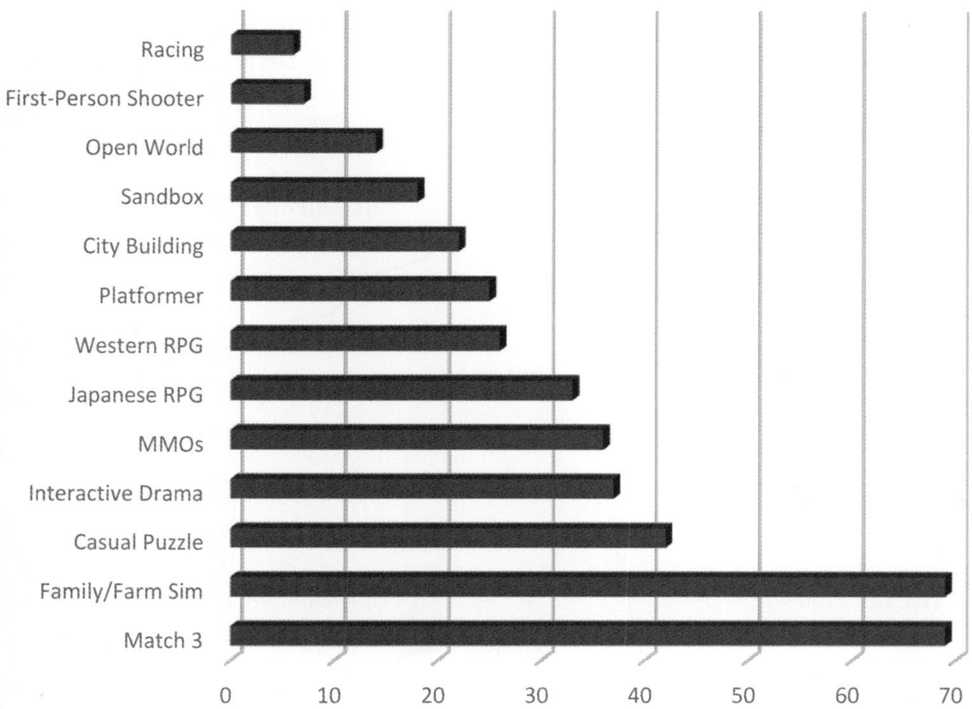

Welche der Aussagen lässt sich aus dem Schaubild ableiten?

A) Die Genres „Family/Farm Sim“ und „Match 3“ (z. B. Candy Crush) sind die einzigen Genres, in denen der Anteil weiblicher Spieler höher ist als der männlicher Spieler.
B) Es spielen ca. halb so viele Frauen „Sandbox“-Spiele wie „MMOs“.
C) Die wenigsten Frauen spielen „Racing“-Spiele.
D) Es spielen ca. 1.200 % mehr Männer First-Person-Shooter als Frauen.
E) Je „harmloser“ ein Spiele-Genre ist, desto beliebter ist es bei weiblichen Spielern.

14. Eine Leukämie entsteht durch Fehlregulierung von weißen Blutkörperchen. Der Wirkstoff Idealisib blockiert ein Enzym, welches für Zellwachstum, Migration und Überleben der weißen Blutkörperchen verantwortlich ist. Eine Studie untersuchte, wie lange es bei an Leukämie erkrankten Patienten dauerte, bis sie auf den Wirkstoff reagierten (Diagramm A), wie lange die Wirkung anhielt (Diagramm B), wie lange sie ohne fortschreitendes Tumorwachstum überlebten (Diagramm C) und wie lange sie überlebten (Diagramm D). In den Diagrammen A, C und D zeigt die x-Achse die Zeit nach Beginn der Behandlung in Monaten, in Diagramm B die Dauer der Wirkung. Auf der y-Achse ist jeweils der Anteil der Patienten in Prozent angegeben.

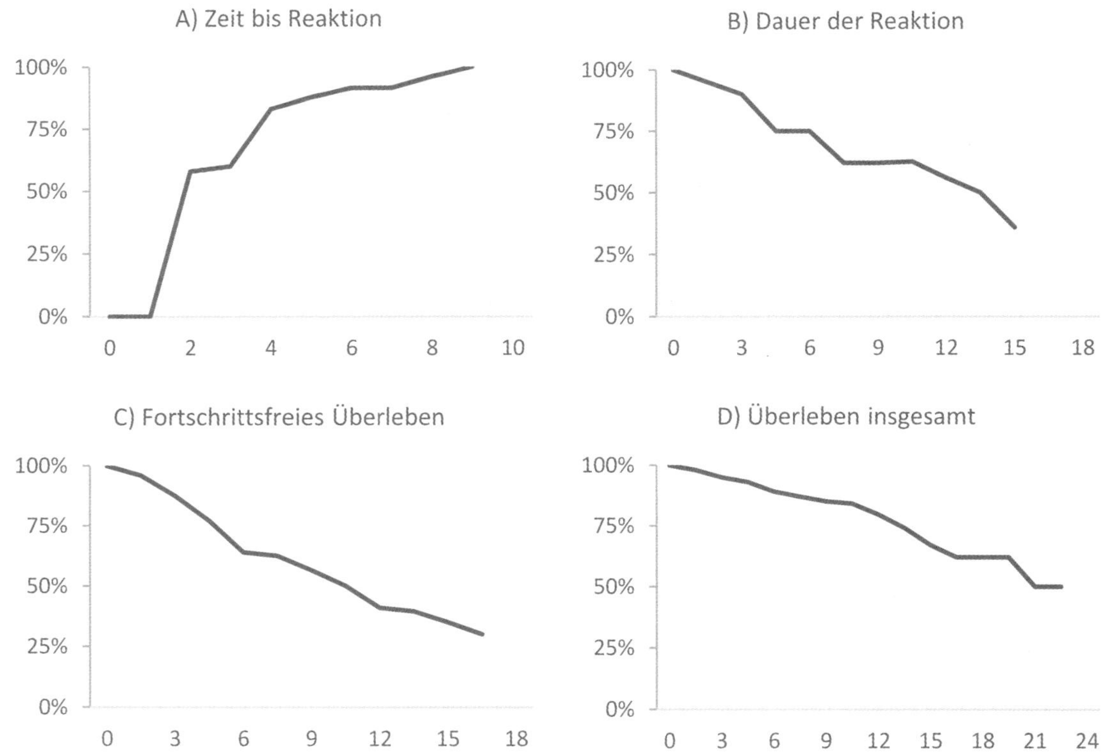

Welche Aussage lässt sich ableiten?

A) Im Schnitt dauerte es 1,9 Monate, bis Patienten auf die Behandlung reagierten.
B) Nach 3 Monaten lebt der Großteil der Patienten zwar noch, doch bei ca. 7,5 % von ihnen schreitet das Tumorwachstum weiter fort.
C) Der größte Teil der Patienten stirbt zwischen dem 18. und 21. Monat nach Beginn der Behandlung.
D) Ein Jahr nach Reaktion auf die Behandlung reagiert über die Hälfte der Patienten nicht mehr auf die Behandlung.
E) Zwischen dem dritten und fünften Monat reagieren ca. 26 Patienten auf die Behandlung.

15. Medicaid ist ein staatliches Gesundheitsfürsorgeprogramm, das Menschen mit geringem Einkommen, Kinder, alte Menschen und Menschen mit Behinderung in den USA in Anspruch nehmen können. Die untenstehende Grafik zeigt die Zusammensetzung der Mitglieder aus verschiedenen Bevölkerungsgruppen sowie die Ausgaben für die jeweiligen Gruppen im Staat Louisiana und im US-Durchschnitt.

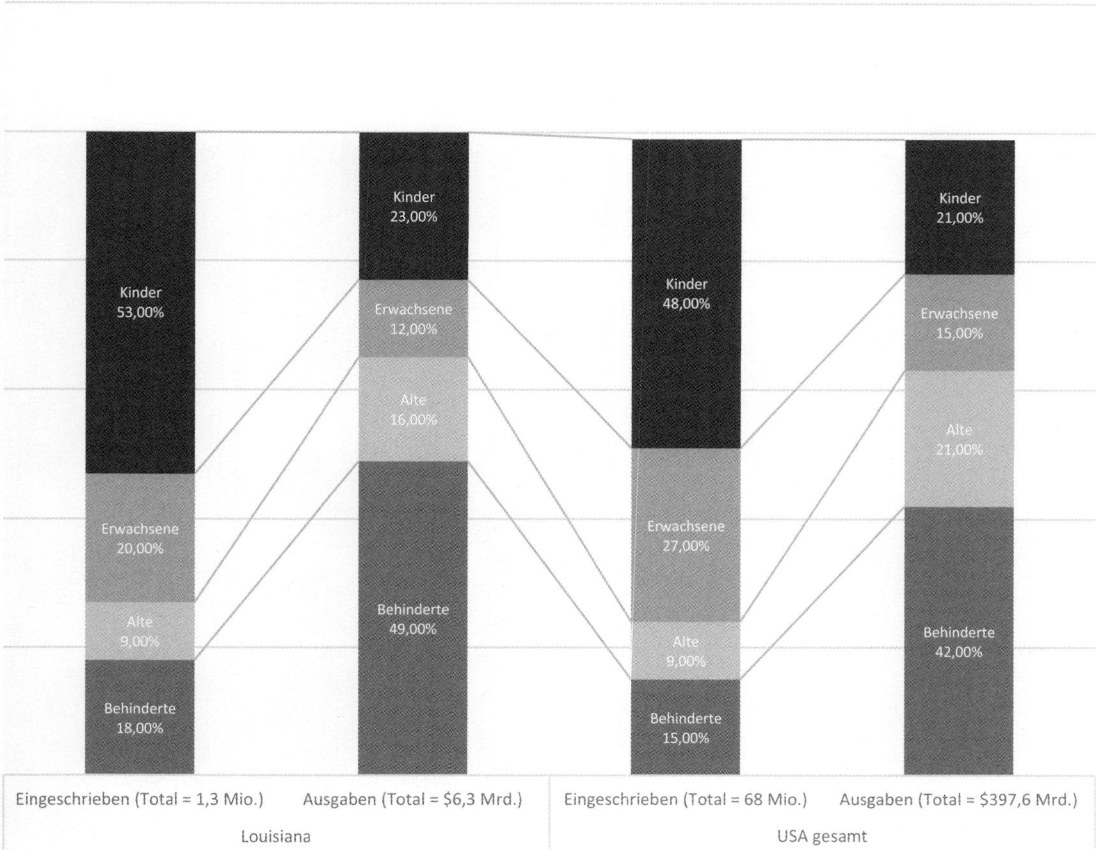

Was lässt sich NICHT aus der Grafik ableiten?

A) Ca. 2 % aller Medicaid-Mitglieder leben in Louisiana.
B) Für alte und behinderte Medicaid-Mitglieder wird in den USA überproportional viel Geld ausgegeben.
C) In Louisiana wird ein größerer Teil des Medicaid-Budgets für Kinder ausgegeben als im US-Durchschnitt.
D) In Louisiana gibt es überdurchschnittlich viele Behinderte.
E) Im Durchschnitt wird in anderen Bundesstaaten für Medicaid 20 % mehr Geld pro Kopf ausgegeben als in Louisiana.

16. Die folgende Grafik zeigt die Ergebnisse einer Befragung von 2.092 Personen zwischen 18 und 64 Jahren im Zeitraum vom 23.11.2017 bis 21.12.2017. Diese wurden gefragt, welche gesundheitsbezogenen Aktionen sie in den letzten 12 Monaten durchgeführt haben.

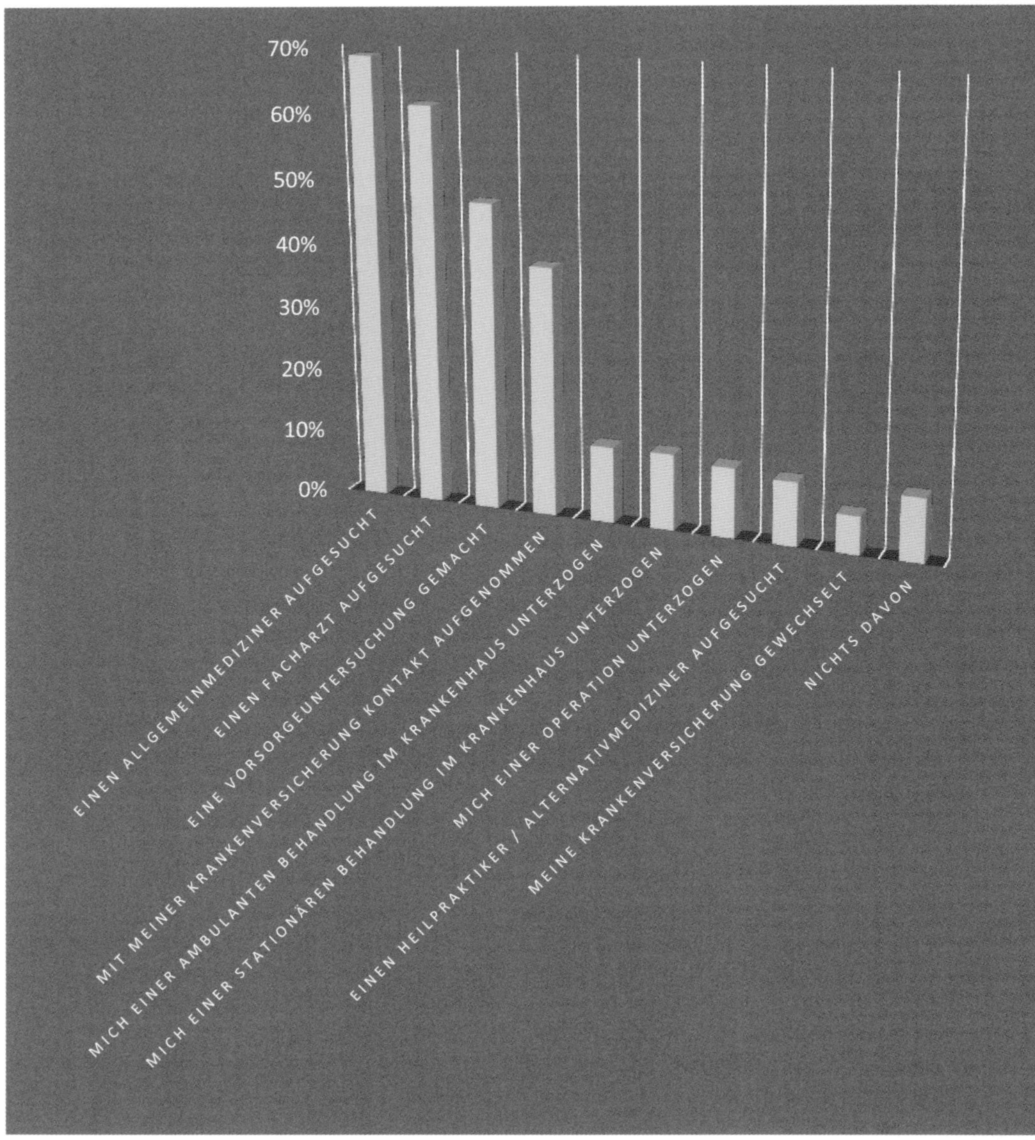

Welche der folgenden Aussagen ist korrekt?

A) Unter den Befragten hat sich 2017 nur rund jeder Zweite einer Vorsorgeuntersuchung unterzogen.
B) Ca. 30 Prozent aller Befragten haben mehrere der gelisteten Aktionen durchgeführt.
C) Es haben im Jahr 2017 ca. 10 Prozent mehr Personen einen Allgemeinmediziner aufgesucht als einen Facharzt.
D) Mindestens 10 Prozent der Befragten haben im Juni 2017 keine der gelisteten Aktionen durchgeführt.
E) Etwa 10 Prozent der befragten Personen gaben an, sich im Jahr 2017 einer Operation unterzogen zu haben.

17. Die Statistik zeigt den Anteil verschiedener Arztgruppen an der Gesamtzahl ambulanter Vertragsärzte in Deutschland im Jahr 2016.

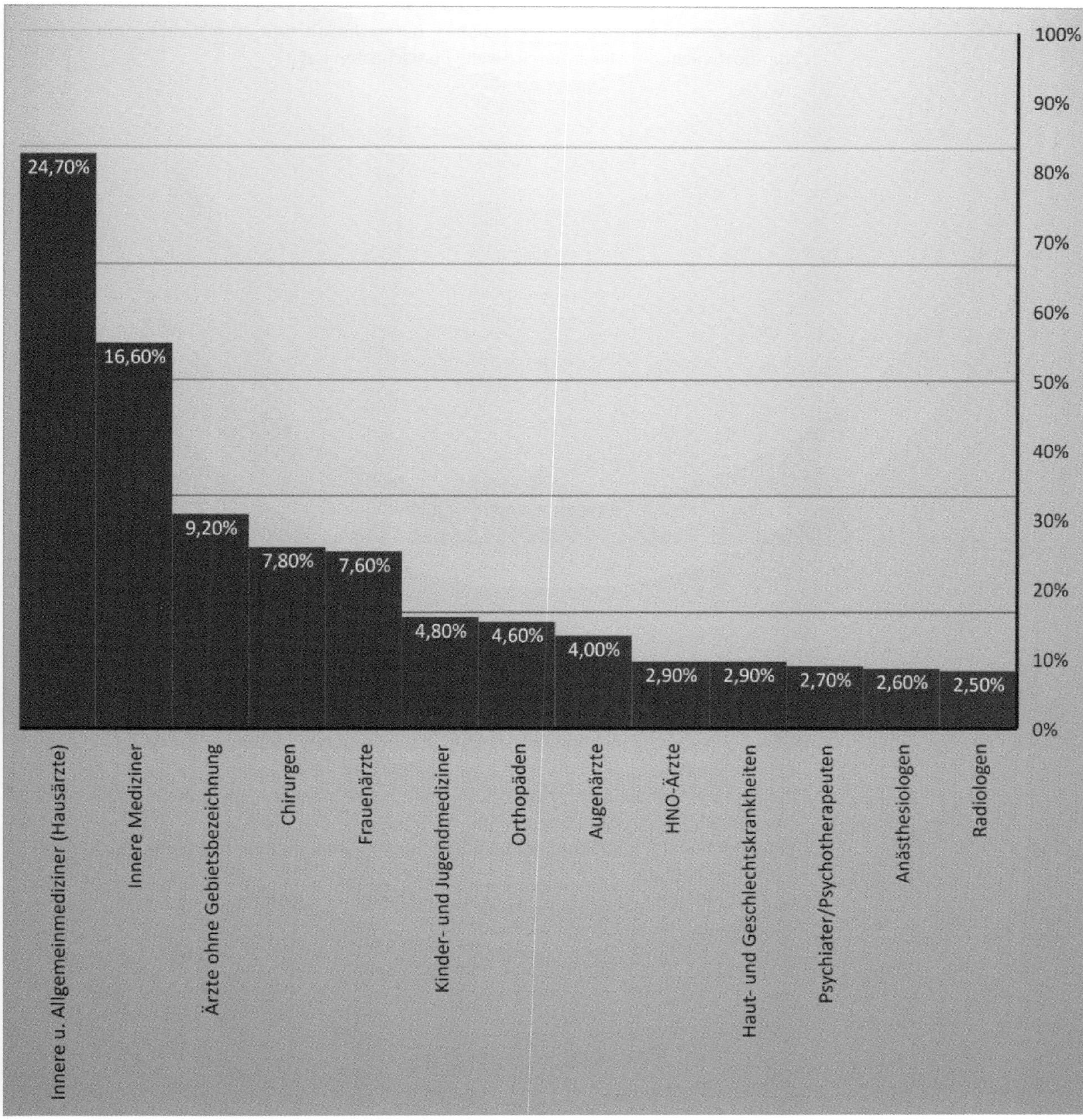

Welche der folgenden Aussagen ist richtig?

A) Es gab im Jahr 2016 weniger HNO-Ärzte in Deutschland als Chirurgen.
B) Alle Arztgruppen, die 2016 über 5 % an der Anzahl ambulanter Vertragsärzte in Deutschland ausmachten, machen zusammen über 70 % aus.
C) Im Jahr 2016 war der Anteil der Hausärzte an den ambulanten Vertragsärzten in Deutschland höher als der von allen anderen Arztgruppen.
D) Etwa $\frac{1}{13}$ der ambulanten Vertragsärzte in Deutschland waren im Jahr 2016 Frauenärzte.
E) Etwa $\frac{1}{16}$ der ambulanten Vertragsärzte in Deutschland waren im Jahr 2016 Augenärzte.

18. Die Statistik zeigt die Anzahl von Börsengängen, sog. Initial Public Offerings (IPOs), von aufstrebenden US-Pharmaunternehmen im Bereich Neurologie in den Jahren 2006 bis 2017. Die Quelle definiert aufstrebende Pharmaunternehmen als Unternehmen, in denen der höchste Anteil der Forschungsausgaben auf die Wirkstoffentwicklung entfällt, oder die bereits Arzneimittel auf dem Markt haben, deren Umsatz zum Untersuchungszeitpunkt aber noch nicht die Milliarden-Schwelle überschritten hat.

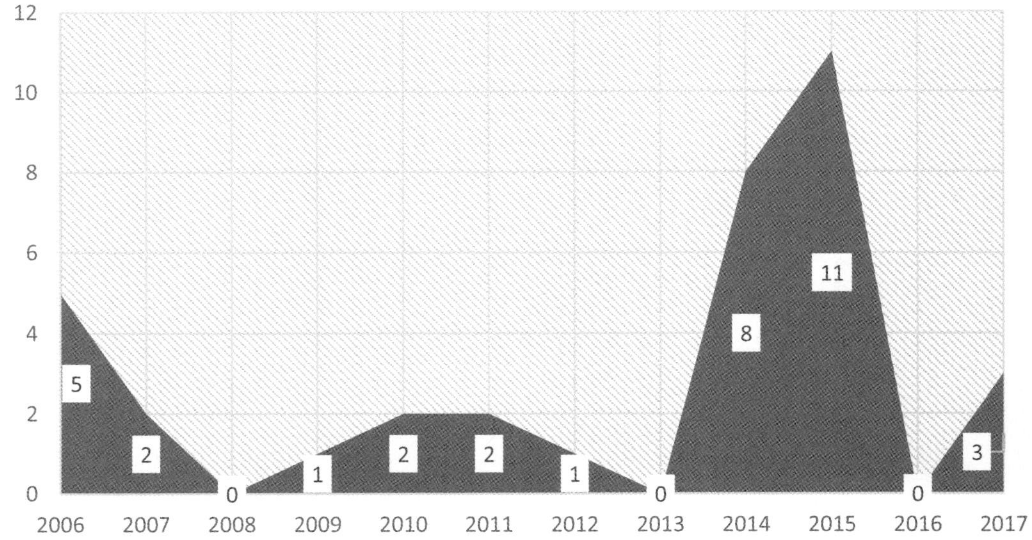

Welche der folgenden Aussagen lässt sich ableiten?

A) Während der globalen Finanzkrise gab es keine IPOs aufstrebender US-Pharmaunternehmen im Bereich Neurologie.
B) Ihren historischen Höhepunkt erreichte die Zahl an IPOs aufstrebender US-Pharmaunternehmen im Bereich Neurologie im Jahr 2015.
C) Die größte relative Steigerung der Zahl an IPOs aufstrebender US-Pharmaunternehmen im Bereich Neurologie war von 2009 auf 2010.
D) Die Zahl an IPOs aufstrebender US-Neurologie-Pharmaunternehmen stieg von 2013 auf 2014 um 800 %.
E) Nach 2010 gab es jährlich im Schnitt ca. ein IPO eines aufstrebenden US-Neurologie-Pharmaunternehmens mehr als vor 2010.

19. Dargestellt sind die Arztgruppen (außer Zahnärzten), die in Deutschland laut einer Umfrage die meisten Privatleistungen abrechnen. Außerdem ist abgebildet, welchen Anteil diese Privatleistungen an den insgesamt in Deutschland abgerechneten Privatleistungen ausmachen. Zur Erhebung wurde 3.006 Personen, die Privatleistungen in Deutschland in Anspruch genommen haben, folgende Frage gestellt: „Bei welchem Arzt ist die Privatleistung in Rechnung gestellt worden?“

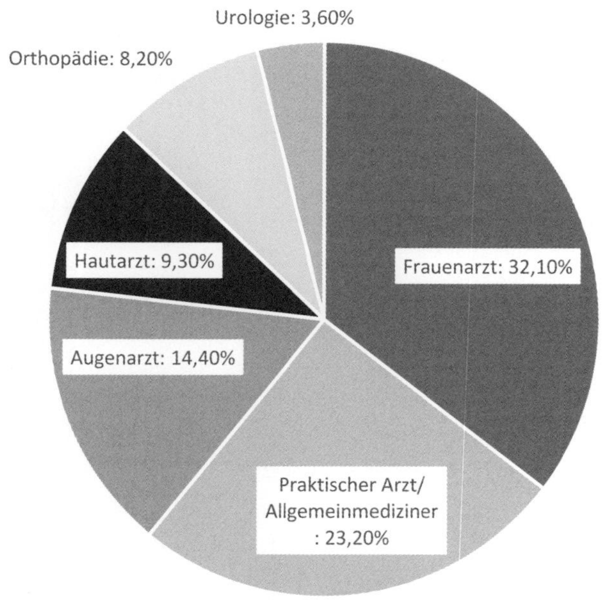

Welche der folgenden Aussagen ist/sind richtig?

I. Laut Umfrage stammen rund 14,40 % des Umsatzes eines Augenarztes aus der Erbringung von Privatleistungen.
II. Laut Umfrage nimmt ein Drittel der deutschen Bevölkerung bei Frauenärzten Privatleistungen in Anspruch.
III. Mindestens 9,3 % der Befragten waren in ihrem Leben schon einmal bei einem Hautarzt.

A) Nur Aussage II ist richtig.
B) Nur Aussage III ist richtig.
C) Nur Aussagen I und III sind richtig.
D) Nur Aussagen II und III sind richtig.
E) Nur Aussagen I und II sind richtig.

20. Die untenstehende Grafik zeigt, welchen Anteil Jugendliche unter 20 Jahren an allen Menschen mit Gallensteinen in der Bronx und in anderen Counties im Staat New York ausmachen. Auf der x-Achse befindet sich die Jahreszahl und auf der y-Achse die Prozentzahl.

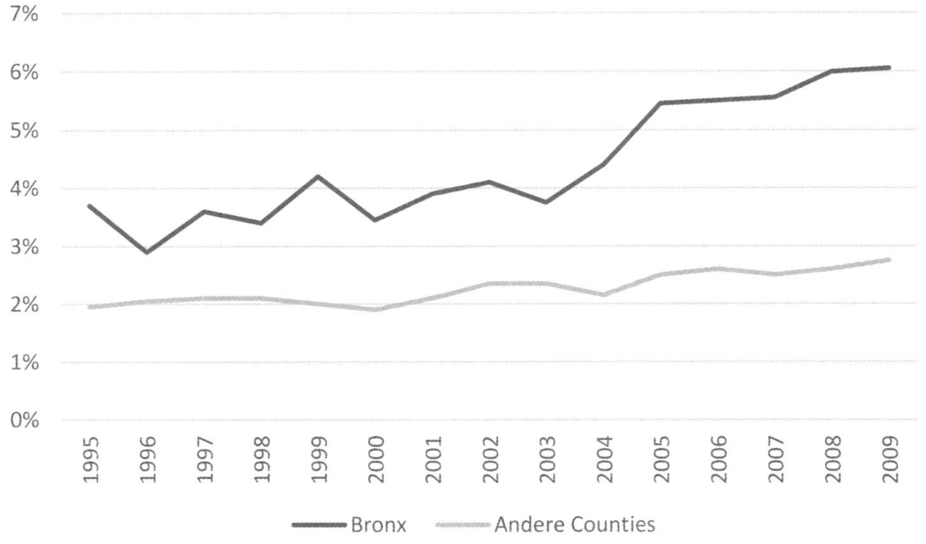

Was kann man aus der Grafik ableiten?

A) 2008 waren ca. 6 % der unter 20-Jährigen in der Bronx von Gallensteinen betroffen.
B) Im Jahr 2000 gab es in der Bronx ca. 75 % mehr jugendliche Gallenstein-Patienten als in den anderen Counties.
C) Von 2003 auf 2005 ist die Zahl der Gallensteinpatienten jünger als 20 Jahren in der Bronx um ca. 1,6 % gestiegen.
D) Im Durchschnitt machten in den anderen Counties im Jahr 2009 die über 19-Jährigen immer noch über 2,75 % der Gallensteinerkrankten aus.
E) Der Unterschied zwischen der Bronx und den anderen Counties hinsichtlich des Anteils der jugendlichen Gallensteinpatienten hat im Betrachtungszeitraum um ca. 200 % zugenommen.

21. Die abgebildeten Diagramme geben die sog. Hazard Ratios (Eintrittshäufigkeiten von Ereignissen im Vergleich zu einer Kontrollgruppe) für den Tod durch verschiedene Krankheiten in Abhängigkeit zum BMI (Body Mass Index) an. Die Kontrollgruppe besteht dabei aus Menschen mit einem BMI von 25–27,4.

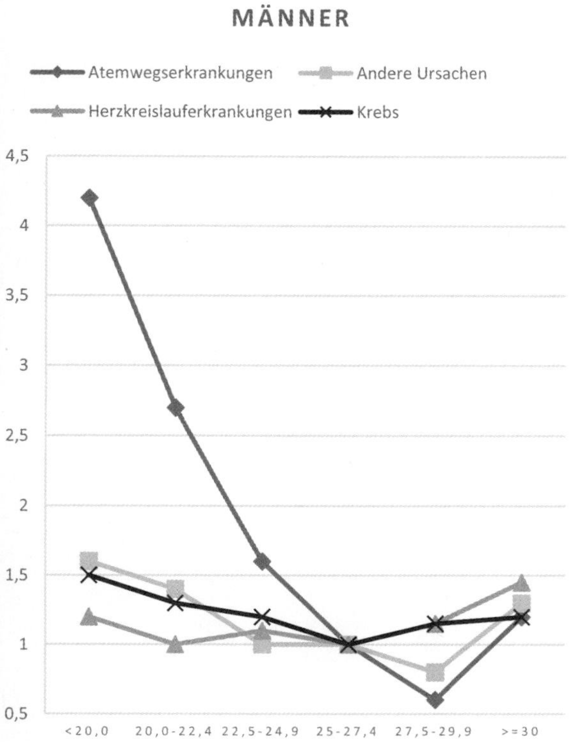

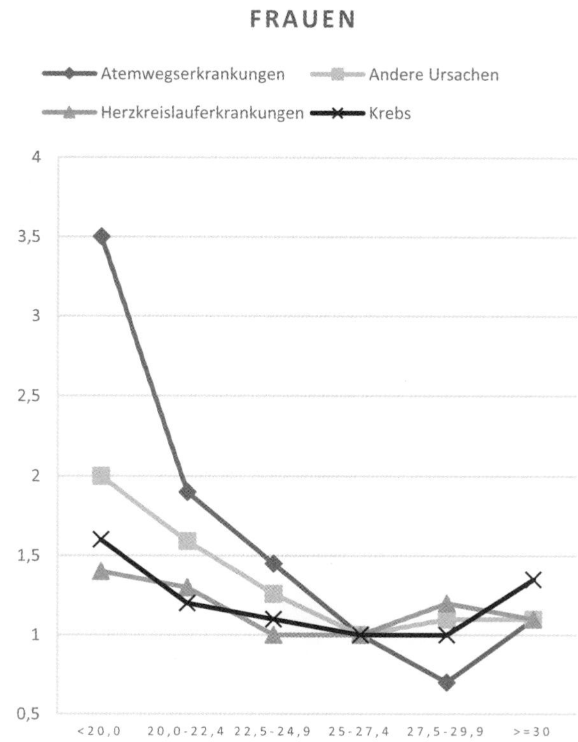

Was lässt sich NICHT aus den Diagrammen ableiten?

A) Unter Menschen mit niedrigerem BMI als die Kontrollgruppe kommt es häufiger zu Toden aufgrund von Atemwegserkrankungen sowie mehr Krebstoden.
B) Bei Männern mit geringerem BMI als die Kontrollgruppe kommen Tode durch Krebs häufiger vor als Tode durch Herzkreislauferkrankungen.
C) Die größte negative Abweichung zur Referenzgruppe haben Männer und Frauen mit einem BMI von 27,5–29,9 bei Toden durch Atemwegserkrankungen.
D) Bei einem BMI von über 30 kommen Tode durch Atemwegserkrankungen und Krebs bei Männern ca. 20 % häufiger vor als in der Kontrollgruppe.
E) Die Abweichung zur Kontrollgruppe nimmt hinsichtlich der Tode durch andere Erkrankungen im betrachteten BMI-Spektrum für Frauen bis zum BMI der Kontrollgruppe mit jedem Schritt auf der BMI-Skala um einen konstanten Faktor ab.

22. Die nachfolgenden Diagramme veranschaulichen die Art der Versorgung der pflegebedürftigen Personen in Deutschland für das Jahr 2015. Das erste Diagramm gibt die durchschnittliche Aufteilung auf die drei Pflegeformen über alle Altersgruppen hinweg an. Im zweiten Diagramm ist der Anteil der jeweiligen Pflegeform in den verschiedenen Altersgruppen (x-Achse) zu erkennen.

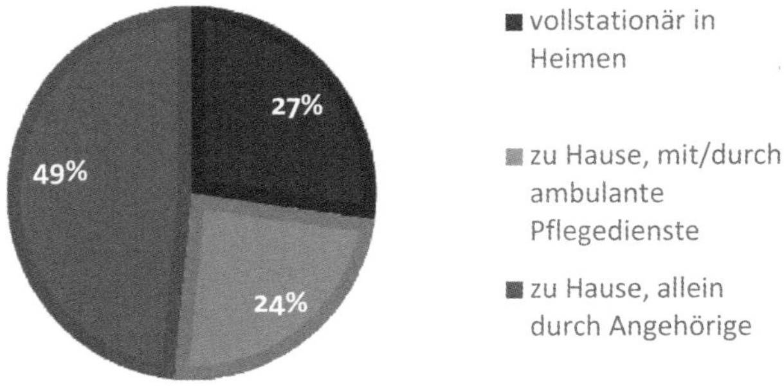

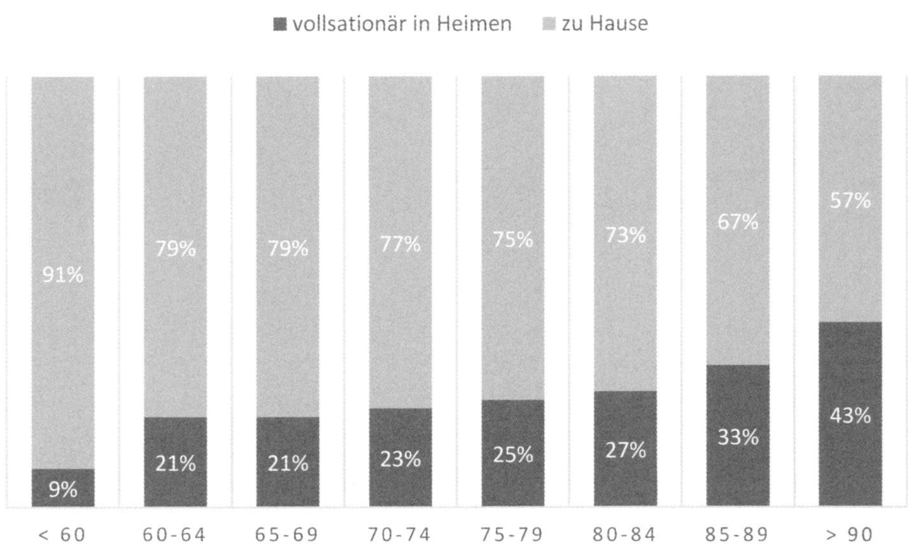

Was lässt sich aus diesen Grafiken ableiten?

A) Es werden 49 % aller 75- bis 79-Jährigen zu Hause allein durch Angehörige gepflegt.
B) Der Anteil der zu Hause Gepflegten nimmt mit dem Alter der betrachteten Personen stetig ab.
C) Da im Durchschnitt 49 % der Pflegebedürftigen in Heimen gepflegt werden, muss es mehr über 79- als unter 80-Jährige geben, die pflegebedürftig sind.
D) Es werden mehr über 90- als unter 60-Jährige vollstationär in Heimen gepflegt.
E) Im Durchschnitt wird rund ein Drittel der zu Hause gepflegten Personen durch ambulante Pflegedienste versorgt.

23. Die Statistik zeigt die fünf häufigsten Operationen an Patienten mit den Hauptdiagnosen psychische Störungen oder Verhaltensstörung durch Alkohol in deutschen Krankenhäusern im Jahr 2014. Die Werte stellen die Anzahl der Operationen dar.

- Einfache Wiederherstellung der Oberflächenkontinuität an Haut und Unterhaut
- Lokale Exzision und Destruktion von erkranktem Gewebe des Dickdarmes
- Andere Operationen am Darm
- Andere Operationen am Ösophagus
- Temporäre Tracheostomie

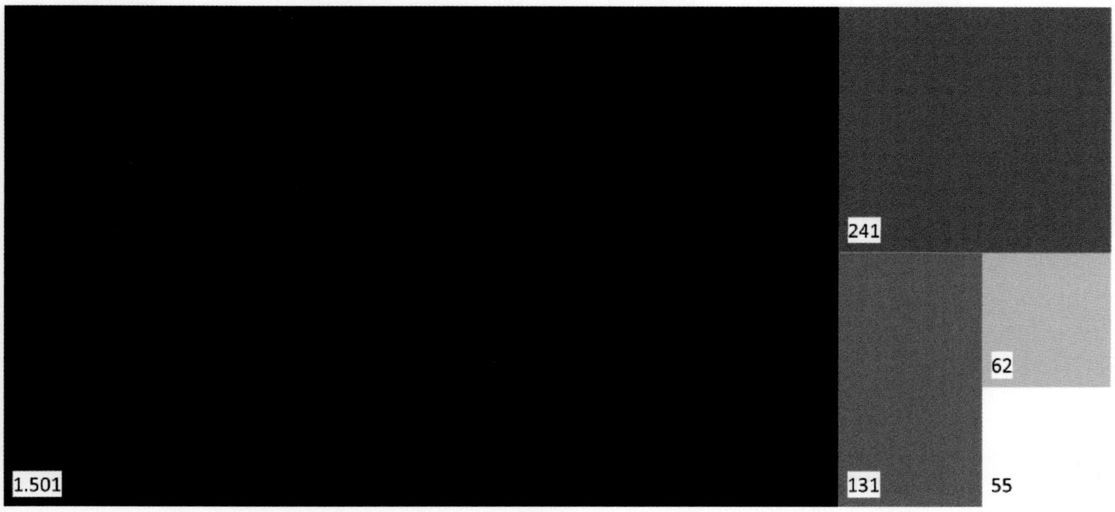

Welche der folgenden Aussagen ist/sind richtig?

I. Die lokale Exzision und Destruktion von erkranktem Gewebe des Dickdarmes wurde 2014 in deutschen Krankenhäusern 110-mal häufiger durchgeführt als die dritthäufigsten alkoholbedingten Operationen.
II. Höchstens 75,4 % der Operationen, die 2014 in deutschen Krankenhäusern an Patienten mit den Hauptdiagnosen psychische Störung oder Verhaltensstörung durch Alkohol durchgeführt wurden, waren einfache Wiederherstellung der Oberflächenkontinuität an Haut und Unterhaut.
III. In deutschen Krankenhäusern wurde 2014 1.501-mal die einfache Wiederherstellung der Oberflächenkontinuität an Haut und Unterhaut durchgeführt.

A) Nur Aussage I ist korrekt
B) Nur Aussage II ist korrekt.
C) Nur Aussage III ist korrekt.
D) Alle Aussagen sind falsch.
E) Alle Aussagen sind korrekt.

24. Das folgende Diagramm zeigt in der linken Hälfte die Anzahl der Arztpraxen für Frauenheilkunde in Deutschland im Jahr 2015 nach Praxisform. Zusätzlich ist auf der rechten Seite des Diagramms dargestellt, wie viele Praxisinhaber es je nach Form der Frauenheilkunde-Praxis gab. „BAG“ bedeutet in diesem Kontext „Berufsausübungsgemeinschaft“.

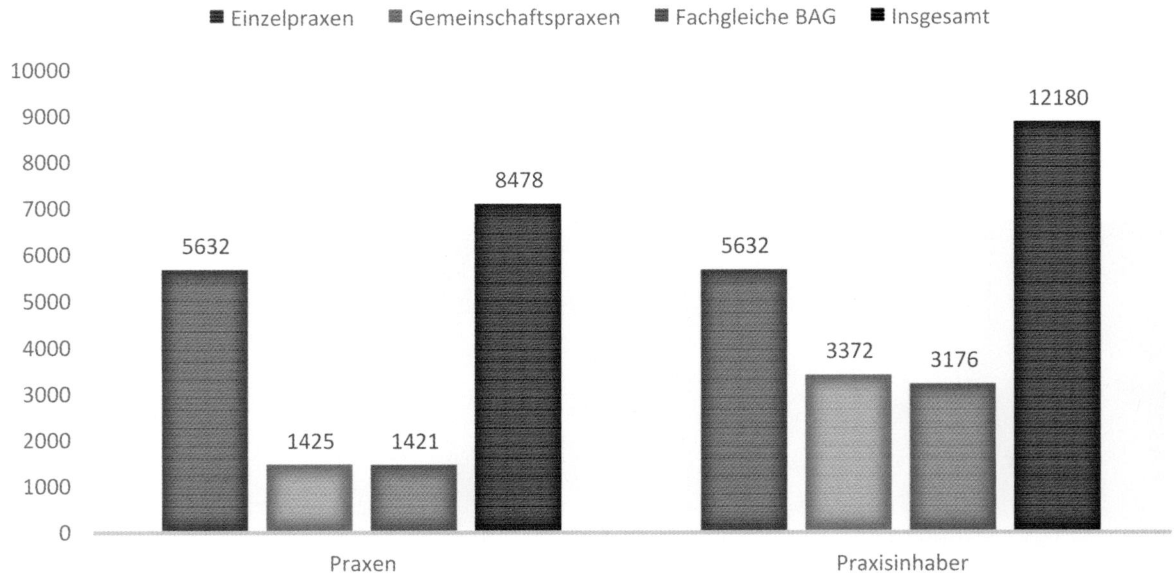

Welche der folgenden Aussagen ist korrekt?

A) Gemeinschaftspraxen für Frauenheilkunde hatten in Deutschland im Jahr 2015 durchschnittlich drei Inhaber.
B) Insgesamt kamen 2015 in Deutschland ca. 1,44 Inhaber auf eine Praxis für Frauenheilkunde.
C) Fachgleiche Frauenheilkunde-BAGs haben üblicherweise mehr Inhaber als Gemeinschaftspraxen für Frauenheilkunde.
D) Einzelpraxen machen in Deutschland gut 66 % aller Frauenheilkunde-Praxen aus.
E) Es gab in Deutschland im Jahr 2015 6.548 Frauenheilkundler, die keine eigene Praxis besaßen.

Übungsset 5

Beantworten Sie die Fragen zu den folgenden Diagrammen und Tabellen.
(TMS: 60 Min. für 24 Aufgaben, EMS: 50 Min. für 20 Aufgaben)

1. Abgebildet sehen Sie die therapeutische Wirkung und die Nebenwirkungen von drei Medikamenten in Abhängigkeit von der verabreichten Dosis. Die y-Achse zeigt hierbei den Anteil an Patienten mit entsprechender Reaktion auf das Medikament, die x-Achse die hierfür benötigte Dosis. Das therapeutische Fenster liegt zwischen dem Dosierungspunkt, an dem die maximal mögliche Patientenzahl auf das Medikament reagiert, und dem Dosierungspunkt, an dem mehr als 10 % der Patienten Nebenwirkungen zeigen.

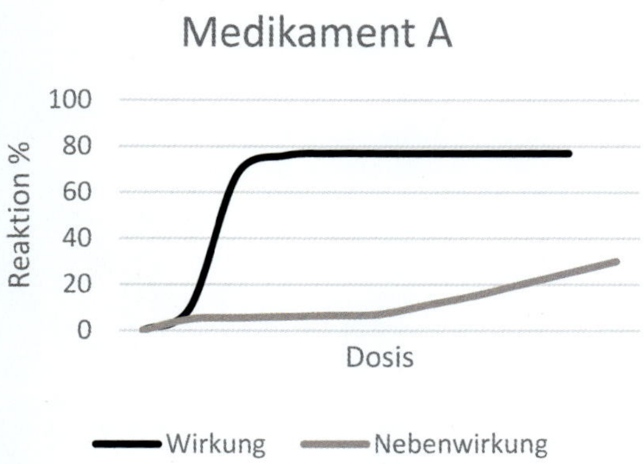

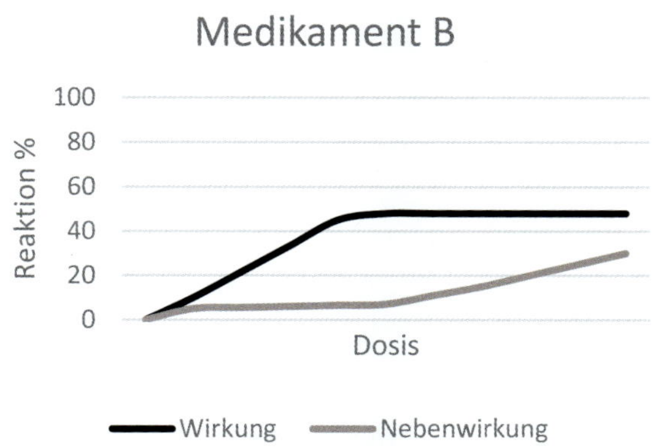

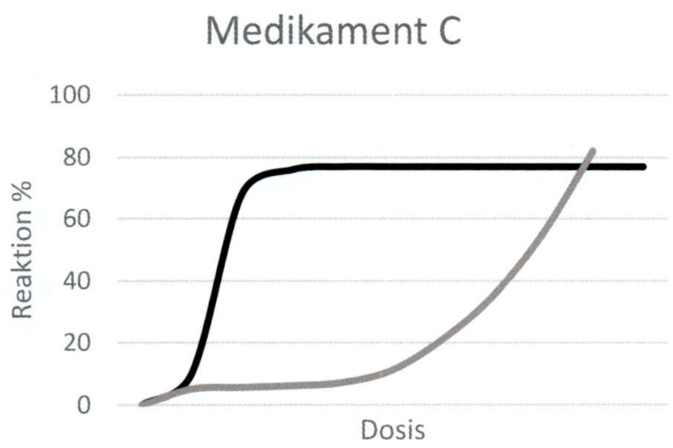

Welche Aussagen sind NICHT korrekt?

I. Von Medikament B wird die höchste Dosis benötigt, um bei der maximal möglichen Personenzahl die gewünschte Reaktion hervorzurufen.
II. Das therapeutische Fenster ist bei Medikament B am kleinsten.
III. Der Anteil der Menschen, der Nebenwirkungen erfährt, steigt bei Medikament C am schnellsten.

A) Jeder der Aussagen.
B) Nur Aussage I.
C) Nur Aussage II.
D) Nur Aussage III.
E) Keine der Aussagen.

2. Die Statistik verbildlicht den jährlichen Umsatz im weltweiten Markt für Tiergesundheit in den Jahren 2002 bis 2021. Der Wert für 2021 ist lediglich prognostiziert. Der jährliche Umsatz in Milliarden US-Dollar lässt sich der y-Achse entnehmen.

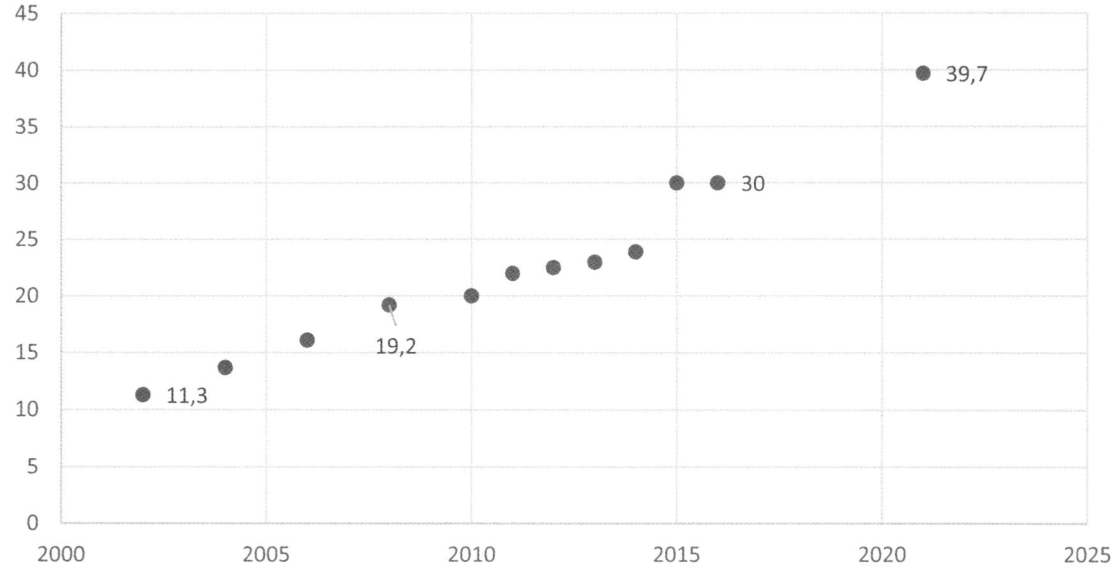

Welche der folgenden Aussagen ist richtig?

A) Der Umsatz im weltweiten Markt für Tiergesundheit wird sich zwischen 2006 und 2021 mehr als verdreifachen.
B) Voraussichtlich beschleunigt sich das Wachstum des jährlichen Umsatzes im weltweiten Markt für Tiergesundheit nach 2014 nicht.
C) Der Umsatz wird im betrachteten Zeitraum auf dem weltweiten Markt für Tiermedizin voraussichtlich um 28,4 Millionen Dollar ansteigen.
D) Im weltweiten Markt für Tiergesundheit steigt der jährliche Umsatz zwischen 2000 und 2014 stetig an.
E) Im Durchschnitt stieg der jährliche Umsatz im weltweiten Markt für Tiergesundheit zwischen 2002 und 2016 jährlich um mehr als eine Milliarde, aber weniger als 1,5 Milliarden US-Dollar.

3. Seit einer Liberalisierung des Opiatverkaufs sind in den USA Tode durch Opiatüberdosis auf dem Vormarsch. Die unten abgebildete Grafik zeigt die Zahl der Tode durch Überdosen an synthetischen sowie natürlichen & halbsynthetischen Opiaten pro 100.000 Einwohner in den USA.

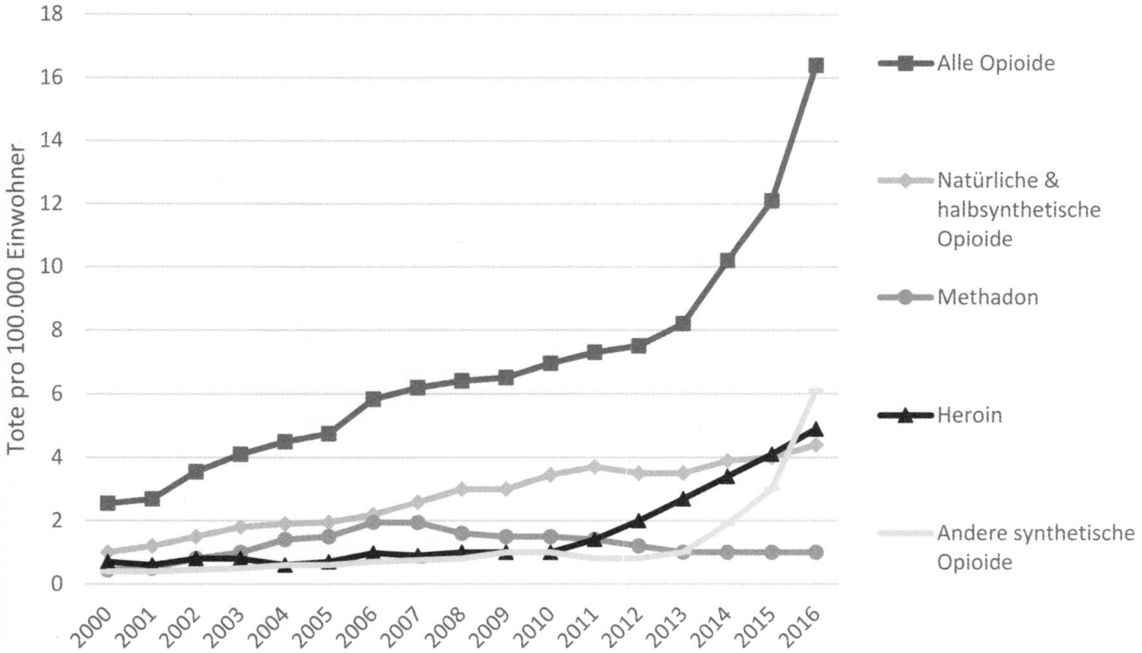

Welche der Aussagen ist NICHT korrekt?

A) Während Methadon 2016 für weniger Tode als noch 10 Jahre zuvor verantwortlich war, liegt die Zahl bei allen anderen abgebildeten Opiaten und Opiatgruppen höher.
B) Der starke Anstieg der tödlichen Opiatüberdosierungen ab 2013 geht hauptsächlich auf den Anstieg der Tode durch andere synthetische Opiate zurück.
C) Von 50 Menschen, die an Opiatüberdosis starben, waren 2010 durchschnittlich etwas mehr als 7 heroinsüchtig.
D) Unter 250.000.000 Amerikanern sind 2005 ca. $5 \cdot 10^3$ Menschen an einer Überdosis eines natürlichen oder halbsynthetischen Opiats gestorben.
E) Tödliche Überdosierungen von synthetischen Opiaten stiegen ab 2013 ca. mit Wachstumsfaktor 1,8.

4. Die folgende Grafik zeigt, wie sich Rauchen und der sog. Body-Mass-Index (BMI) auf die jährliche Sterberate pro 10.000 Einwohner auswirken.

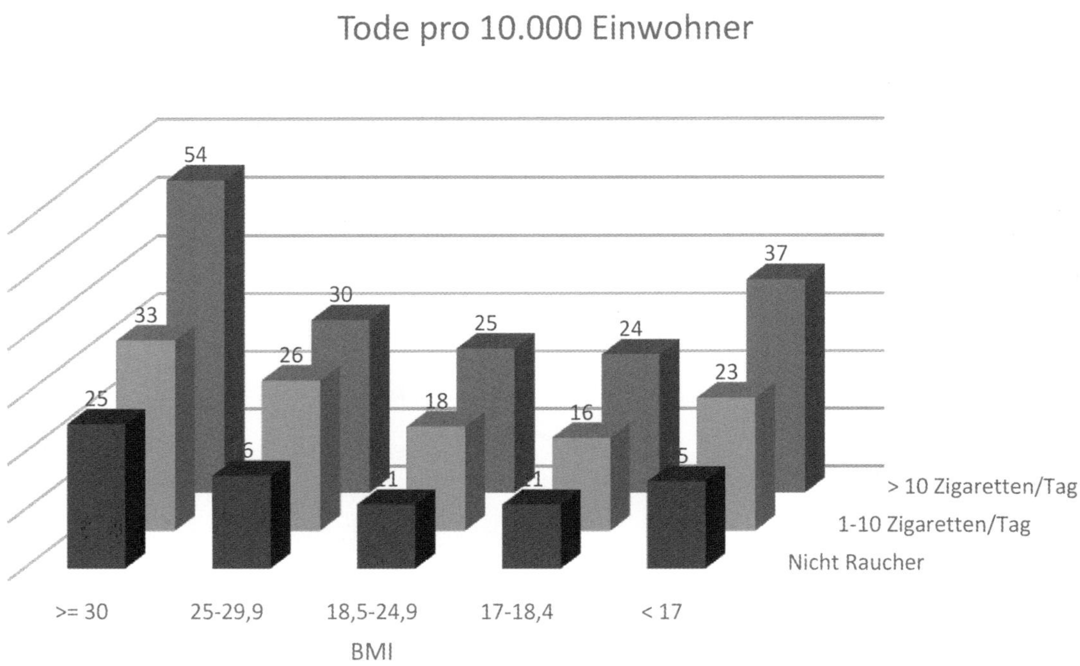

Welche Aussagen kann man hieraus NICHT ableiten?

I. Wenn ein Nichtraucher mit einem BMI von 17–18,4 seinen BMI auf über 30 erhöht, dann steigt seine Sterbewahrscheinlichkeit mehr, als wenn er jeden Tag über 10 Zigaretten rauchen würde.
II. Für Menschen mit einem BMI ≥ 30 erhöht das Rauchen von Zigaretten die Sterbewahrscheinlichkeit am meisten.
III. Menschen mit einem BMI von 17–18,4 haben unabhängig von ihren Rauchgewohnheiten die niedrigste Todeswahrscheinlichkeit.

A) Jede der Aussagen.
B) Nur Aussagen I und III.
C) Nur Aussagen I und II.
D) Keine der Aussagen.
E) Nur Aussagen II.

5. Dieses Diagramm zeigt die Anzahl der transportierten Patienten mit den Helikoptern der Schweizer Rettungsflugwacht (REGA) in den Jahren 2010 bis 2017. Insgesamt wurden in dem betrachteten Zeitraum 71.976 Patienten befördert.

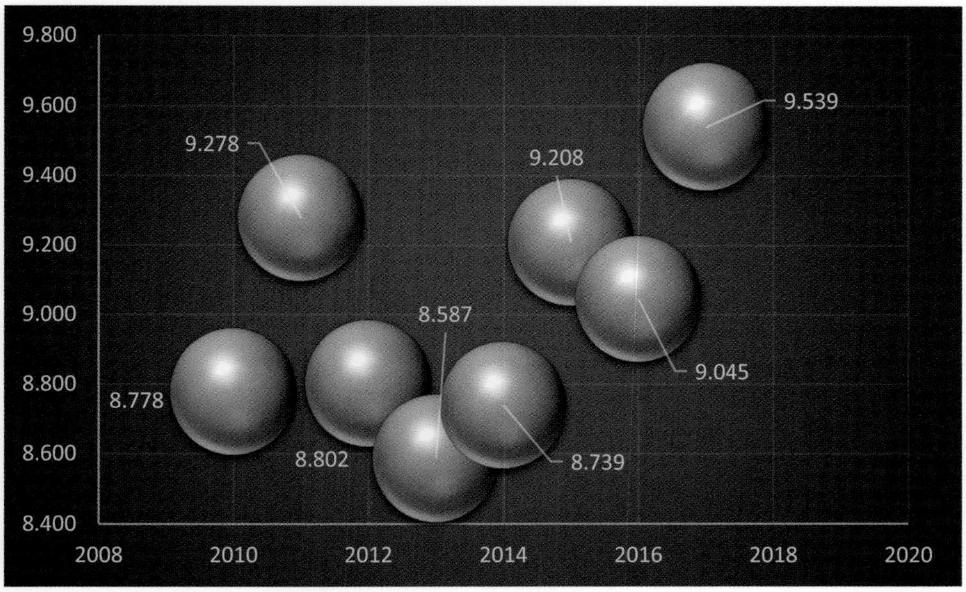

Welche der folgenden Aussagen ist/sind korrekt?

I. Verglichen mit dem gesamten Betrachtungszeitraum wurden zwischen 2012 und 2014 unterdurchschnittlich viele Patienten mit den Helikoptern der REGA befördert.
II. Von den im Zeitraum 2010 bis 2017 von den Helikoptern der REGA transportierten Patienten wurde mindestens die Hälfte im Zeitraum 2014 bis 2017 befördert.
III. Die wenigsten Unfälle im Betrachtungszeitraum, die ein Eingreifen der REGA erfordert haben, geschahen im Jahr 2013.

A) Nur Aussagen II und III.
B) Nur Aussagen I und III.
C) Nur Aussagen I und II.
D) Jede der Aussagen.
E) Nur Aussage II.

6. Wir sind auf der Erde jeden Tag sog. ionisierender Strahlung ausgesetzt. Ein Großteil dieser Strahlung hat hierbei natürliche Ursachen, wie den Zerfall von Elementen im Erdboden oder sog. kosmische Strahlung. Seit einigen Jahrzehnten sind Menschen jedoch auch vermehrt künstlich erzeugter Strahlung ausgesetzt – größtenteils aus medizinischen Gründen wie z. B. bei Röntgen-Untersuchungen. Das abgebildete Diagramm zeigt, welchen Anteil verschiedene Strahlungsformen an unserer Gesamtbelastung mit ionisierender Strahlung ausmachen.

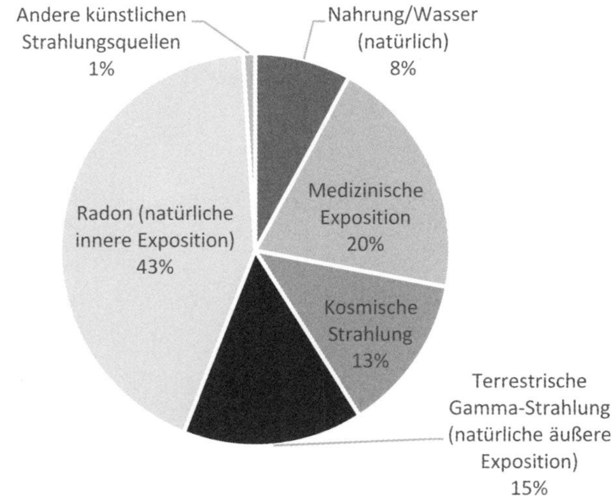

Welche Aussagen lassen sich hieraus NICHT ableiten?

I. Strahlentherapie und andere medizinische Expositionen sind für ein Fünftel unserer Belastung durch künstlich erzeugte Strahlung verantwortlich.
II. Fallouts nach Atomaffentests und Reaktorunfällen machen höchstens 1 % der Gesamtbelastung aus.
III. Die Expositionen gegenüber natürlicher und künstlich erzeugter Strahlung stehen im Verhältnis 3,76 : 1.

A) Jede der Aussagen.
B) Nur Aussage I.
C) Nur Aussagen II und III.
D) Nur Aussage II.
E) Keine der Aussagen.

7. Abgebildet ist das Ergebnis einer Umfrage in Deutschland zur Verwendung rezeptfreier Medikamente nach Anwendungsgebiet. Dabei wurden insgesamt 23.389 deutschsprachige Personen über 14 Jahren befragt. Im Anschluss wurden die Ergebnisse auf alle Deutschen über 14 Jahren hochgerechnet.

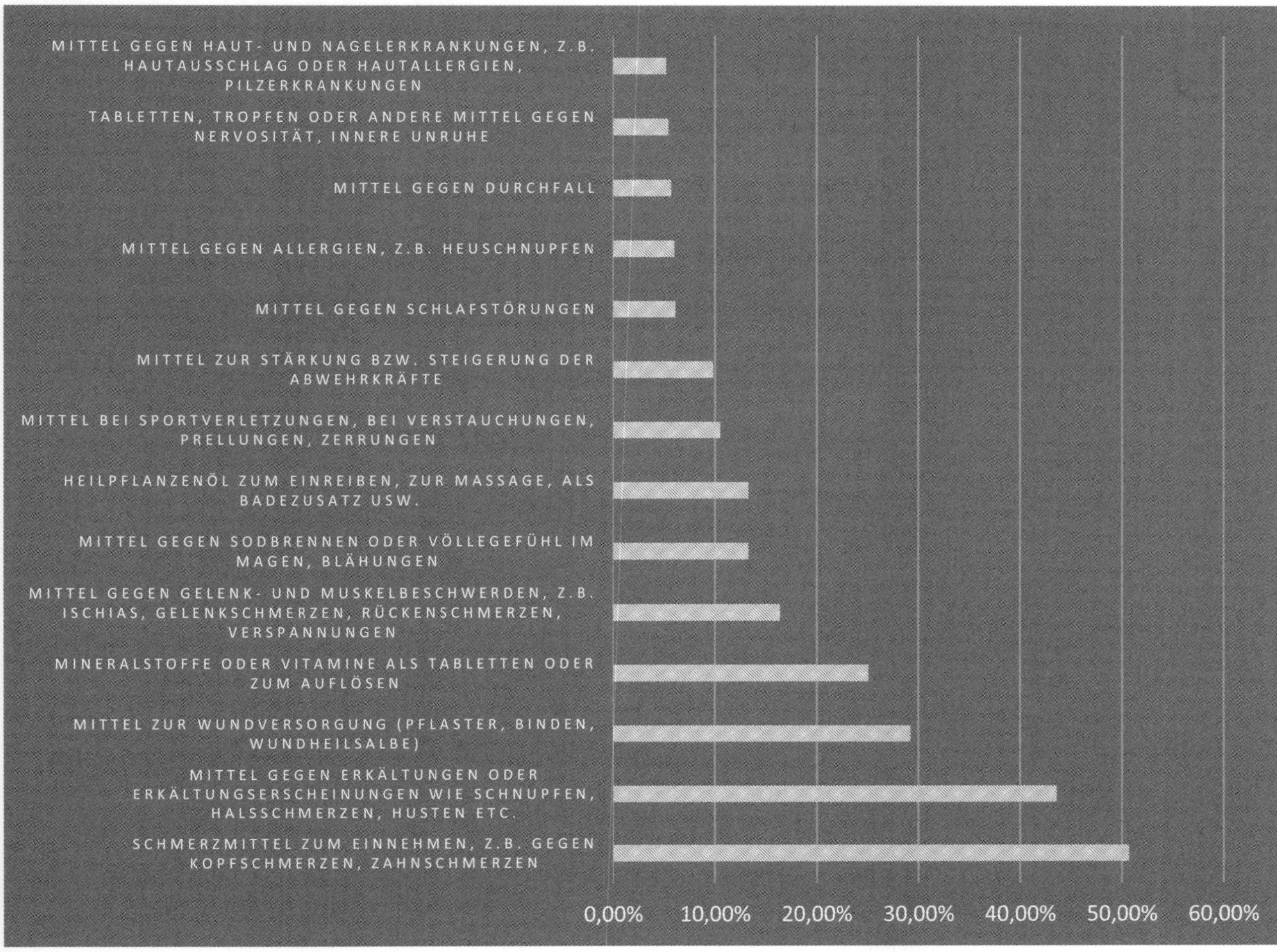

Welche der folgenden Aussagen ist/sind korrekt?

I. Laut Hochrechnung der Umfrage ist der prozentuale Anteil der Personen, welche Schmerzmittel zum Einnehmen verwenden, um ca. 25 % größer als der Anteil der Personen, welche Mineralstoffe oder Vitamine als Tabletten oder zum Auflösen verwenden.
II. Laut Hochrechnung der Umfrage verwendet mindestens die Hälfte aller Deutschen über 14 Jahren Mittel gegen Erkältungen oder Erkältungserscheinungen oder Schmerzmittel zum Einnehmen.
III. Es verwendeten ca. 2.300 mehr Personen Mineralstoffe oder Vitamine als Tabletten oder zum Auflösen als Mittel gegen Gelenk- und Muskelbeschwerden.

A) Nur die Aussagen I und II.
B) Nur die Aussagen II und III.
C) Nur Aussage I.
D) Nur Aussage II.
E) Keine der Aussagen.

8. Die Statistik zeigt die Antworten von 2.092 Personen zwischen 18 und 64 Jahren auf die Frage, wie häufig sie Medikamente online kaufen. Abgebildet ist der jeweilige prozentuale Anteil der Befragten, der die Antwort abgegeben hat.

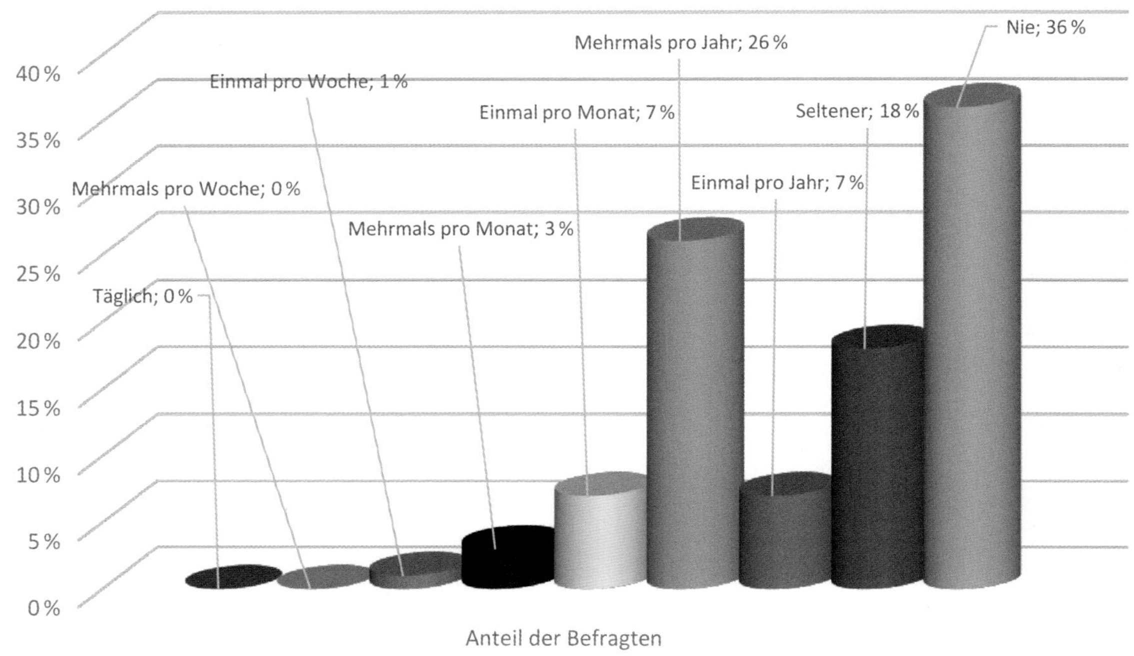

Welche der folgenden Aussagen ist/sind korrekt?

I. Mehr als 1.250 der Befragten kaufen mehrmals pro Jahr oder nie Medikamente online.
II. Es kauft fast niemand mehr als einmal im Monat Medikamente online.
III. Ungefähr jeder vierte Befragte kauft mehrmals pro Jahr Medikamente online.

A) Jede der Aussagen.
B) Nur Aussage I.
C) Nur Aussage III.
D) Nur Aussagen I und II.
E) Nur Aussagen I und III.

9. Eine Studie mit 125 B-Zell-Lymphom-Patienten untersuchte, wie sich verschiedene Patientengruppen in der Ansprache auf eine Idealisib-Behandlung unterschieden. Dafür wurden die 125 Patienten hinsichtlich ihrer Eigenschaften wie Alter oder Geschlecht in acht Gruppen eingeordnet. Die Tabelle zeigt hierzu jeweils die Anzahl der Patienten und deren Ansprechraten auf Idealisib.

Untergruppe	**Anzahl Patienten**	**Ansprechraten**
Alter		
< 65 J	69	0,57
≥ 65 J	56	0,57
Geschlecht		
Männlich	80	0,55
Weiblich	45	0,6
Lymphom-Typ		
FL	72	0,54
SLL	28	0,61
MZL	15	0,47
LPL/WM	10	0,8
Anzahl bisheriger Therapien		
< 4	52	0,5
≥ 4	73	0,62
Frühere Bendamustin-Verwendung		
Nein	44	0,57
Ja	81	0,57
Nicht auf Bendamustin angesprochen		
Nein	20	0,5
Ja	61	0,59
Nicht auf letzte Behandlung angesprochen		
Nein	113	0,69
Ja	112	0,55

Was lässt sich aus der Tabelle ableiten?

A) Es reagierten gleich viele Männer wie Frauen auf die Behandlung.
B) Es gab unter den Befragten mindestens 27 Männer mit dem Lymphom-Typ FL.
C) Unter Patienten mit dem Lymphom-Typ LPL/WM lag die Ansprechrate ca. 26 % höher als bei Patienten mit MZL.
D) Es gab unter den Befragten mindestens 27 Männer mit dem Lymphom-Typ FL.
E) 40 der Patienten, die nicht auf Bendamustine ansprechen, reagieren auf die Behandlung mit Idealisib.
F) 95 % der Patienten sprachen nicht auf ihre letzte Therapie an.

10. Das Säulendiagramm zeigt die Anzahl der Krankenhäuser in Deutschland nach Bettengrößenklassen in den Jahren 2010, 2014 und 2017. Auf der x-Achse ist dabei die Anzahl der Betten angeführt, auf der y-Achse die Anzahl der Krankenhäuser in dieser Bettengrößenklasse. Alle Aussagen beziehen sich auf die Krankenhäuser in Deutschland.

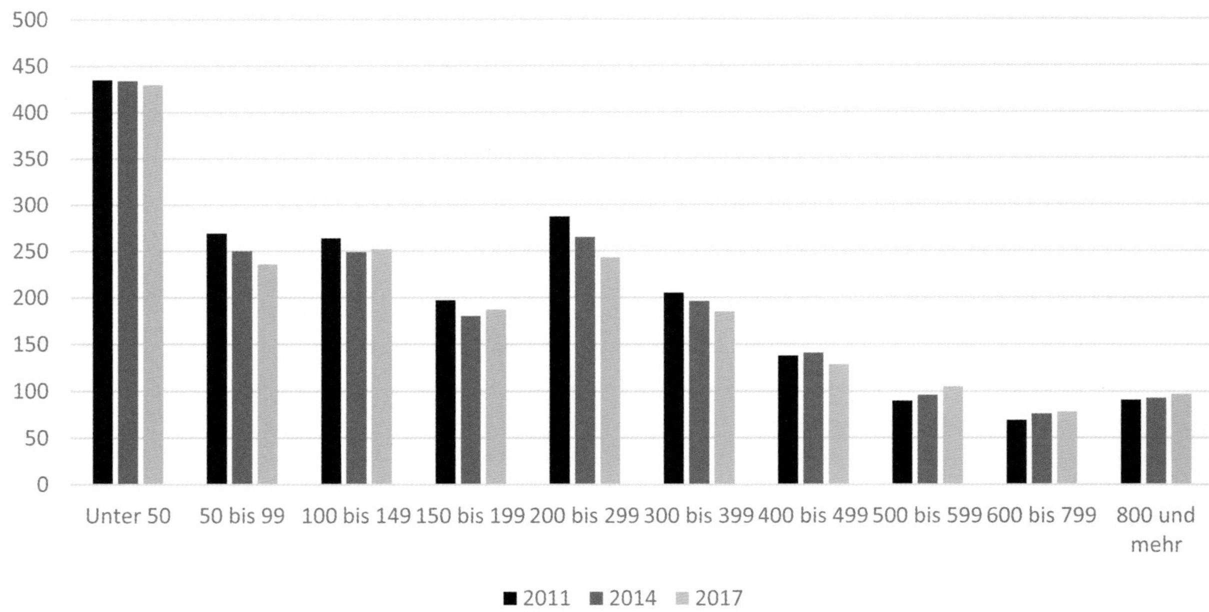

Welche der folgenden Aussagen lässt sich daraus ableiten?

A) Im Jahr 2011 war der prozentuale Anteil der Krankenhäuser in Deutschland mit unter 50 Betten um ca. 50 % größer als der Anteil der Krankenhäuser mit 300 bis 399 Betten.
B) Unabhängig von der Bettengrößenklasse ist die Anzahl der Krankenhäuser in Deutschland im Zeitraum der Jahre 2010 bis 2017 stetig gestiegen.
C) Die Krankenhäuser mit 400 bis 499 Betten haben 2014 einen größeren Anteil an allen Krankenhäusern ausgemacht als noch 2011.
D) Die Anzahl der Krankenhäuser mit 500 bis 599 Betten verhält sich im angegebenen Zeitraum proportional zur Anzahl der Krankenhäuser mit 300 bis 399 Betten.
E) Die Anzahl der Krankenhäuser mit 50 bis 99 Betten ist im angegebenen Zeitraum um dieselbe Menge gesunken wie die Anzahl der Krankenhäuser mit 300 bis 399 Betten.

11. Die Tabelle zeigt die Verteilung der Gesundheitsausgaben in Deutschland in den Jahren von 1997 bis 2016.

Jahr	Krankenhäuser	Arztpraxen	Apotheken	Pflege	Zahnarztpraxen	Gesundheitshandwerk /-einzelhandel
1997	27,20%	14,70%	12,90%	9,60%	9,80%	5,10%
2009	25,60%	15,40%	14,50%	10,90%	6,20%	6,70%
2010	25,80%	15,40%	14,20%	12,50%	7,70%	5,30%
2011	26,20%	15,40%	13,50%	12,80%	7,80%	5,40%
2012	26,20%	15,20%	13,40%	13%	7,80%	5,50%
2013	26,30%	15%	13,30%	13,20%	7,80%	5,60%
2014	26,30%	14,90%	13,60%	13,30%	7,70%	5,80%
2015	26%	14,90%	13,60%	13,50%	7,50%	5,90%
2016	26,10%	14,90%	13,40%	13,80%	7,40%	5,90%

Welche der folgenden Aussagen sind NICHT korrekt?

I. Die Gesundheitsausgaben für Krankenhäuser sind in Deutschland im Zeitraum 2009 bis 2014 nie gesunken.
II. Im Gegensatz zu den anderen Sektoren haben die Gesundheitsausgaben für Deutschlands Krankenhäuser und Zahnarztpraxen im Betrachtungszeitraum abgenommen.
III. Im Betrachtungszeitraum haben die Gesundheitsausgaben für Pflege die Gesundheitsausgaben für Apotheken in Deutschland erstmals 2016 überstiegen.

A) Nur Aussagen I und II.
B) Nur Aussagen II und III.
C) Nur Aussage II.
D) Nur Aussage I.
E) Keine der Aussagen.

12. Die Statistik zeigt die Gesamtpersonalkosten deutscher Krankenhäuser in den Jahren 2000 bis 2016. Hinter jeder Jahreszahl sind die Kosten in Milliarden Euro angegeben.

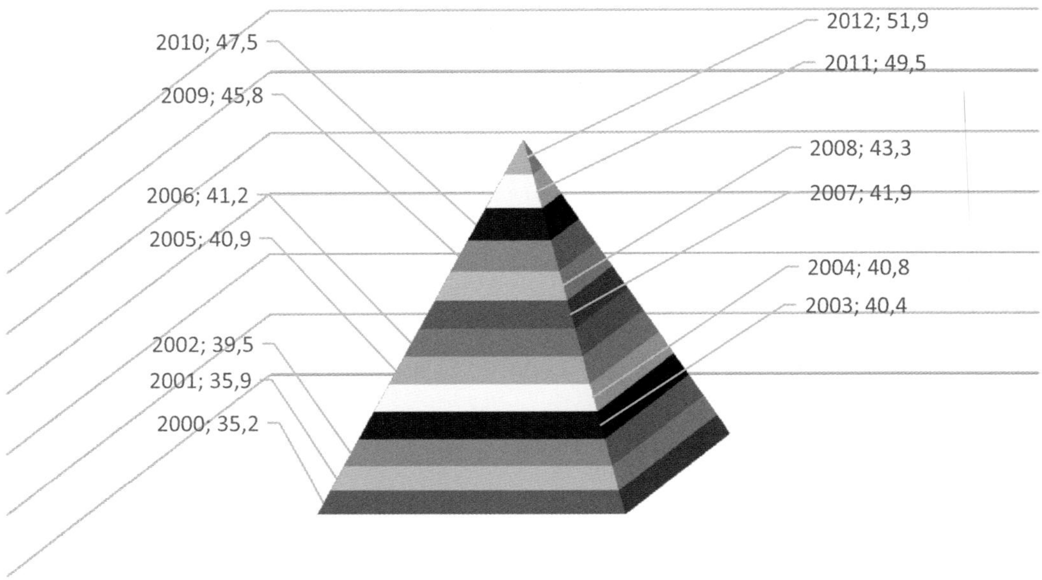

Welche der folgenden Aussagen lässt sich daraus NICHT ableiten?

A) Im Betrachtungszeitraum fand der größte Ein-Jahres-Anstieg der Gesamtpersonalkosten deutscher Krankenhäuser im Zeitraum 2001 bis 2002 statt.
B) Im Zeitraum 2002 bis 2012 sind die Gesamtpersonalkosten deutscher Krankenhäuser jährlich im durchschnittlich um 1,24 Milliarden Euro gestiegen.
C) Die Gesamtpersonalkosten deutscher Krankenhäuser sind im angegebenen Zeitraum stetig gestiegen.
D) Die Gesamtpersonalkosten deutscher Krankenhäuser haben im Zeitraum 2000 bis 2001 und 2006 bis 2007 denselben absoluten Anstieg erfahren.
E) Zwischen der Position des Jahres in der Pyramide und der Höhe der Gesamtpersonalkosten deutscher Krankenhäuser in diesem Jahr gibt es keinen Zusammenhang.

13. Das unten abgebildete Diagramm zeigt die zehn häufigsten Hauptdiagnosen in deutschen Krankenhäusern nach Geschlecht im Jahr 2016. Die Werte sind in Tausender-Schritten angegeben. Zudem wurden die Werte gerundet.

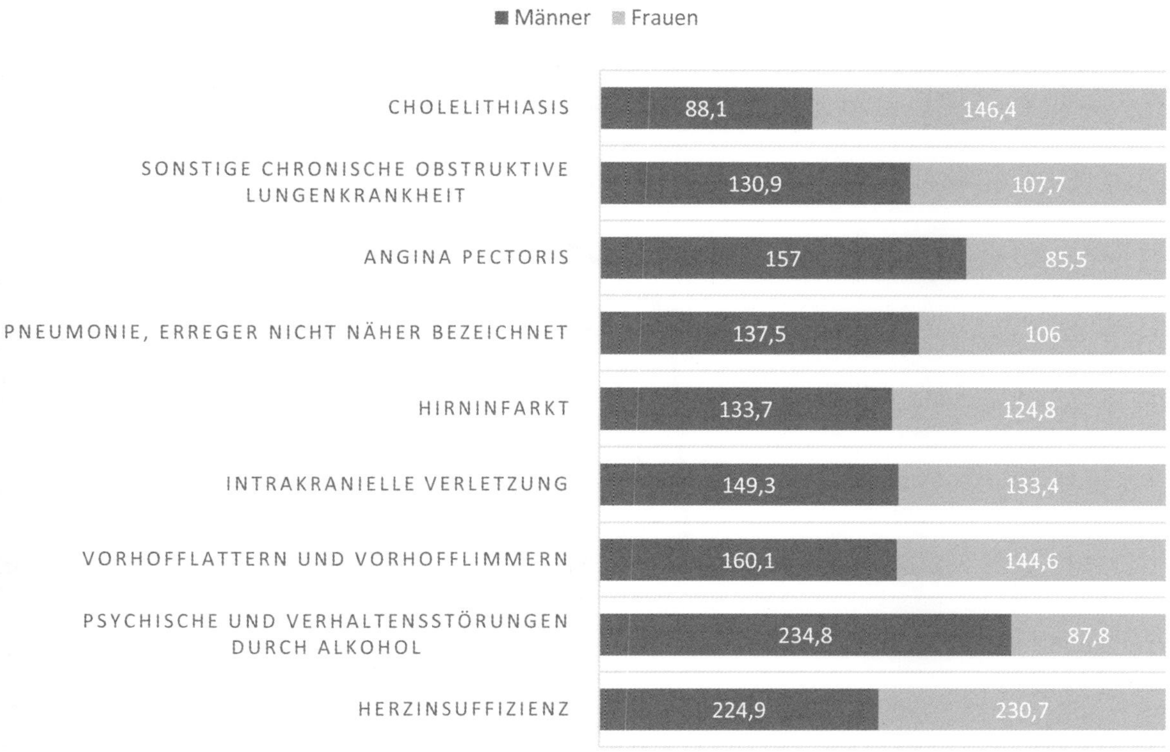

Welche der folgenden Aussagen ist/sind korrekt?

I. Unter den zehn häufigsten Hauptdiagnosen in deutschen Krankenhäusern wurden im Jahr 2016 bei Frauen lediglich Cholelithiasis und Herzinsuffizienz öfter als bei Männern diagnostiziert.
II. 2016 wurden in deutschen Krankenhäusern genau 71.500 mehr Angina pectoris Hauptdiagnosen an Männer als an Frauen gestellt.
III. Vorhofflattern und Vorhofflimmern kamen bei Männern in Deutschland 2016 ca. 11 % häufiger vor als bei Frauen.

A) Jede der Aussagen.
B) Nur Aussagen II und III.
C) Nur Aussagen I.
D) Nur Aussagen I und III.
E) Nur Aussage II.

14. Vor der Operation eines retroperitonealen Sarkoms (Tumor im Bauchraum) wird oft eine Radiotherapie angewendet. Da es bei der Behandlung jedoch zu Nebenwirkungen kommen kann, wurden einige Patienten zu ihrer Lebensqualität an verschiedenen Zeitpunkten vor und nach der Radiotherapie befragt. Die Patienten konnten ihren Zustand in verschiedenen Dimensionen jeweils mit einer Punktzahl zwischen 0 und 100 bewerten, wobei 100 die bestmögliche Bewertung ist.

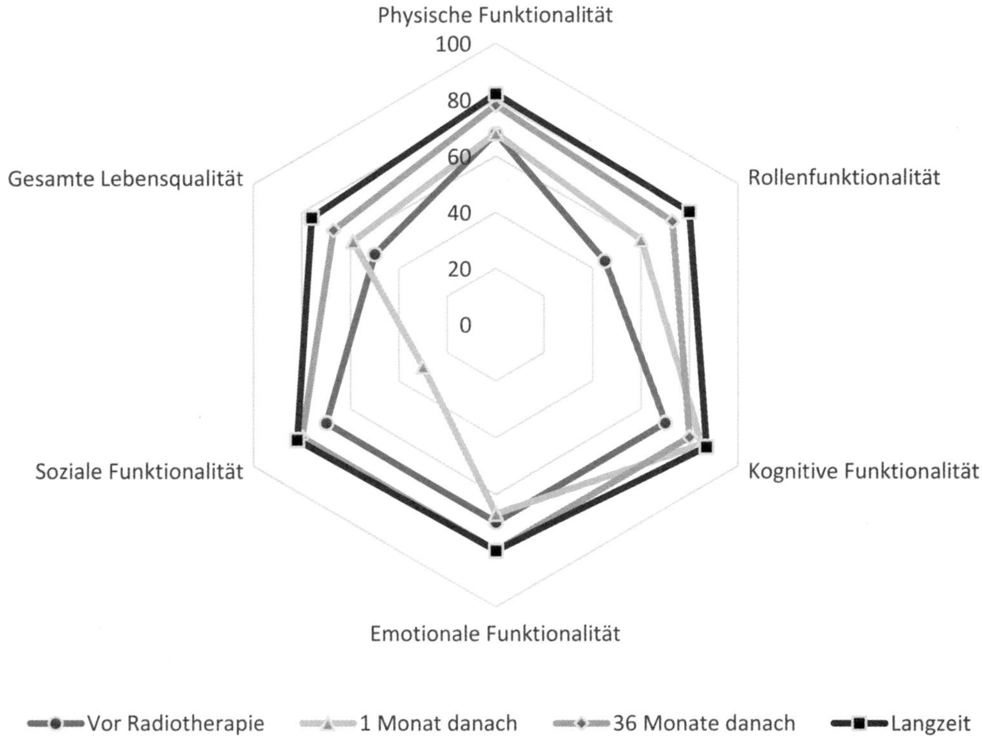

Welche Aussagen lassen sich aus der Grafik ableiten?

I. Auf lange Sicht geht es den befragten Patienten in keiner der dargestellten Dimensionen schlechter als vor der Therapie.
II. Die Gesamt-Lebensqualität nimmt nach der Therapie stetig zu.
III. Die Wiederherstellung der physischen Funktionsfähigkeit benötigt ca. 3 Jahre.

A) Nur Aussagen I und III.
B) Jede der Aussagen.
C) Keine der Aussagen.
D) Nur Aussage I.
E) Nur Aussagen I und II.

15. Die Statistik zeigt die durchschnittliche Lebenserwartung bei Geburt nach WHO-Weltregionen im Zeitraum von 1990 bis 2016.

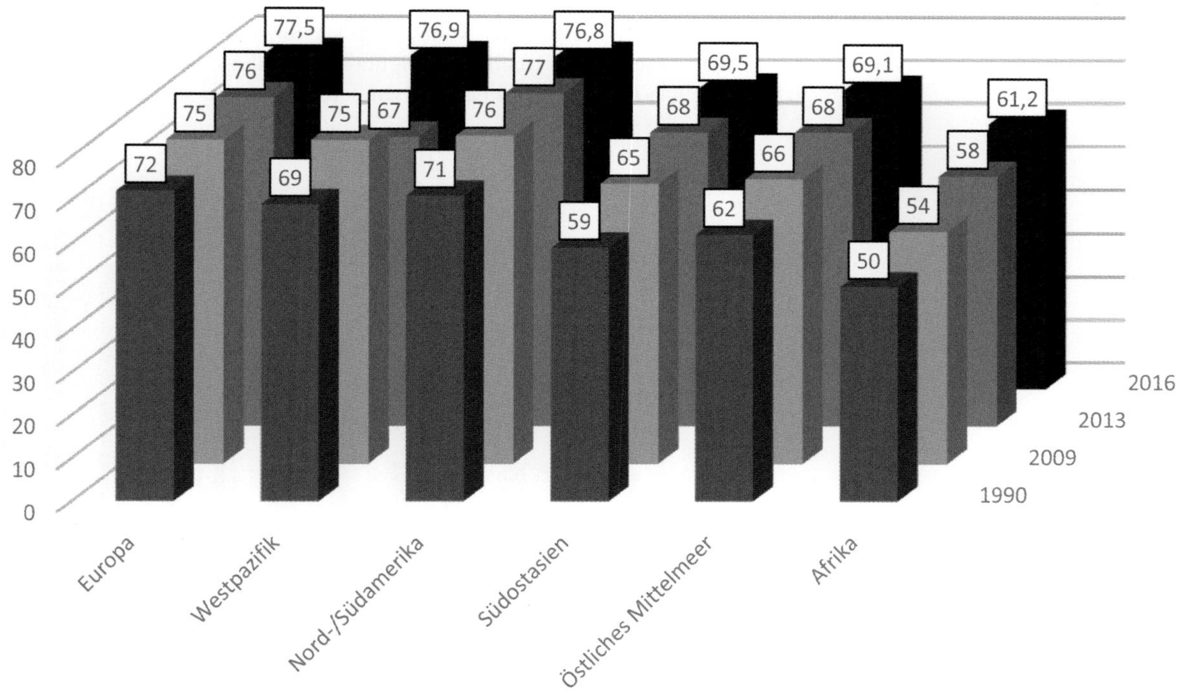

Welche der folgenden Aussagen lässt sich daraus ableiten?

A) In 66 % der WHO-Weltregionen hat sich die Lebenserwartung bei Geburt kontinuierlich gesteigert.
B) Die Lebenserwartung ist im Zeitraum von 1990 bis 2016 in allen WHO-Weltregionen um mehr als ein Zehntel gestiegen.
C) Den stärksten Rückgang der Lebenserwartung bei Geburt hatte die Westpazifik-Region im Jahr 2013 zu verzeichnen.
D) Die Zunahme der Lebenserwartung bei Geburt in der Region östliches Mittelmeer halbiert sich jedes Jahr.
E) Hinsichtlich der Lebenserwartungen bei Geburt haben sich die WHO-Weltregionen im Betrachtungszeitraum einander angenähert.

16. Benzodiazepine wie Xanax gehören zu den am häufigsten verschriebenen Medikamenten in den USA. Grundsätzlich zielen diese Medikamente darauf ab, die neuronalen Prozesse des Gehirns zu verlangsamen und so Nervosität, Panikattacken und ähnliches zu bekämpfen. Jedoch werden sie immer häufiger missbräuchlich verwendet. Besonders in Kombination mit anderen Opiaten steigt die Gefahr einer Überdosis stark an. Die folgende Grafik zeigt die Fälle letaler Benzodiazepin-Überdosen mit und ohne Opiatkonsum zwischen 2002 und 2015 in den USA. Alle Aussagen beziehen sich auf den Betrachtungszeitraum und die USA.

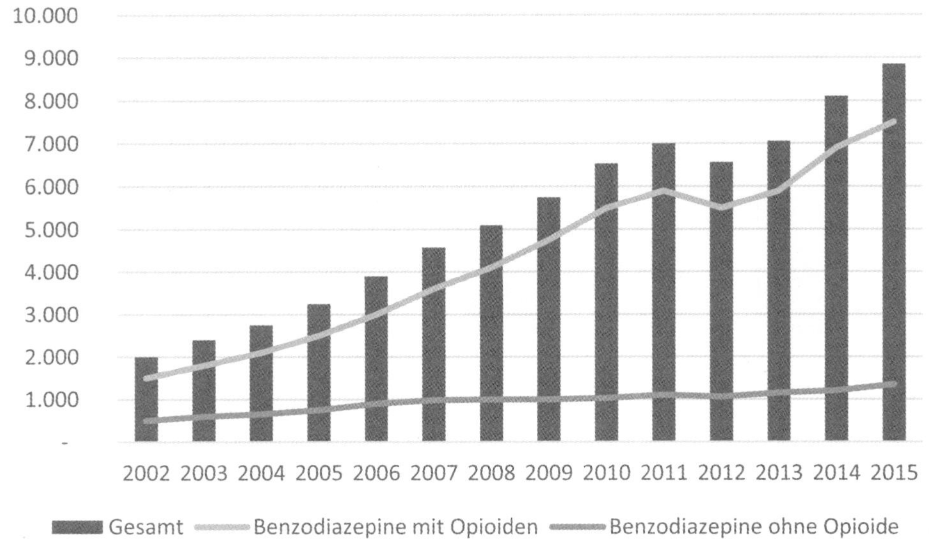

Was lässt sich aus der Grafik ableiten?

A) Unter den Toten durch Benzodiazepine hat jedes Jahr der Großteil zusätzlich Opiate eingenommen.
B) Die Zahl derjenigen, die nur aufgrund von Benzodiazepinen sterben, steigt um ca. 100 %.
C) Die zusätzliche Einnahme von Opiaten erhöht das Risiko einer Überdosis um ca. 200 %.
D) Die Anzahl der letalen Überdosen mit Opiateinwirkung, angegeben in Prozent der letalen Überdosen durch Benzodiazepine allein, hat sich bis 2012 um 83 % erhöht.
E) 2012 gab es ca. 500 letale Benzodiazepin-Überdosen weniger pro 100.000 Einwohner als im Vorjahr.

17. Die abgebildete Grafik zeigt die Entwicklung der Medikamentenverschreibungen in den USA zwischen 2011 und 2016. Abgebildet ist jeweils die Zahl der Verschreibungen im Jahr 2011, die Zahl der zusätzlichen Verschreibungen verursacht durch Veränderung der Größe der jeweiligen Bevölkerungsgruppe, die zusätzlichen Verschreibungen durch Veränderung der Verschreibungen pro Kopf und die Zahl der Verschreibungen im Jahr 2016. Alle Angaben sind in Millionen.

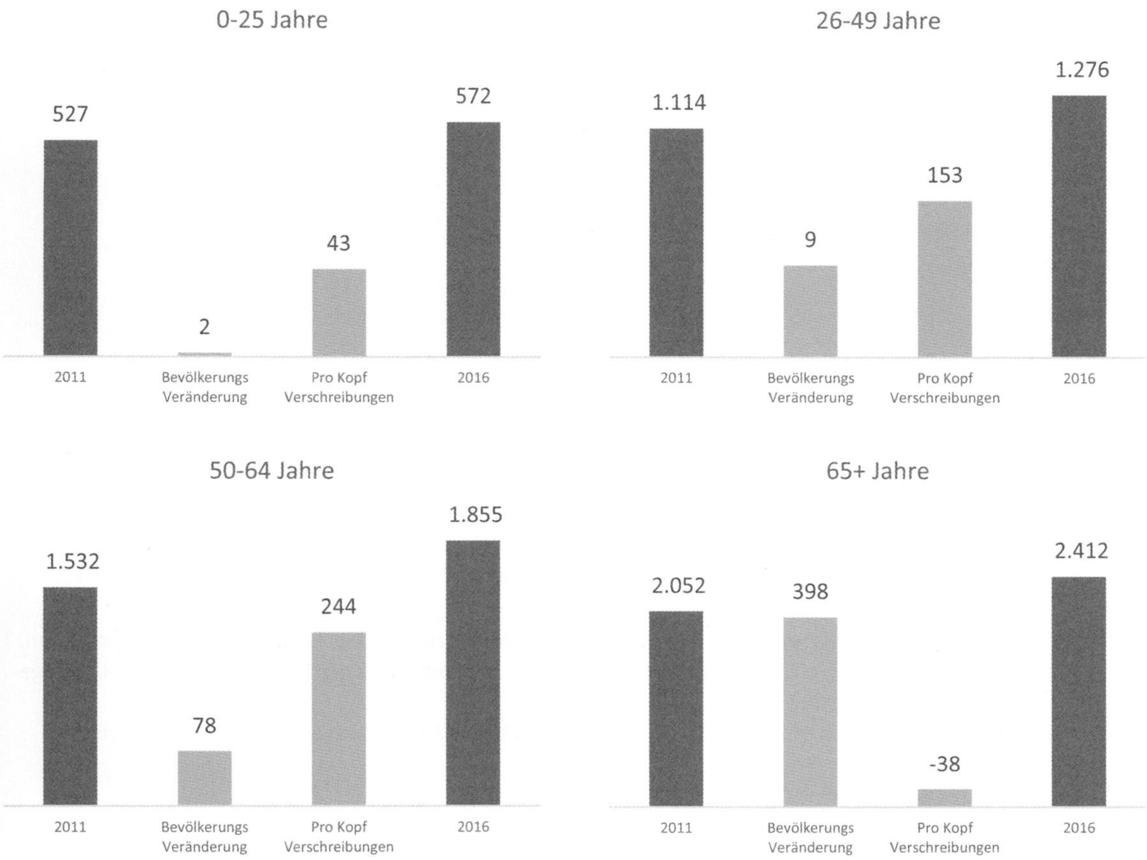

Welche Aussagen sind hieraus ableitbar?

A) In der Altersgruppe der 0- bis 25-Jährigen bekam jeder Mensch 2016 durchschnittlich 43 Medikamente mehr verschrieben als 2011.
B) 2016 war die Altersgruppe der 26- bis 49-Jährigen um 9 Millionen Menschen größer als 2011.
C) Pro Kopf haben die über 65-Jährigen 2016 weniger Medikamente verschrieben bekommen. Allerdings sind dadurch, dass viele „Baby-Boomer" das Rentenalter erreicht haben, viele Menschen zu dieser Altersgruppe hinzugekommen.
D) US-Amerikaner unter 65 bekommen 2016 im Schnitt mehr Medikamente verschrieben als 2011.
E) Über alle Altersgruppen hinweg haben die Menschen am Ende des Betrachtungszeitraums pro Kopf ca. 30 % mehr Medikamente verschrieben bekommen.

18. Die Statistik zeigt die Ergebnisse einer Umfrage aus dem Jahr 2017 zur Häufigkeit der Ausübung von Sport in Deutschland. Dazu wurden 731 Hobbysportler im Alter von 18 bis 69 Jahren befragt, an wie vielen der letzten sieben Tage sie Sport getrieben haben. Die Werte auf der x-Achse entsprechen der Anzahl der Tage, die Werte auf der y-Achse dem Anteil der Befragten, der entsprechend geantwortet hat.

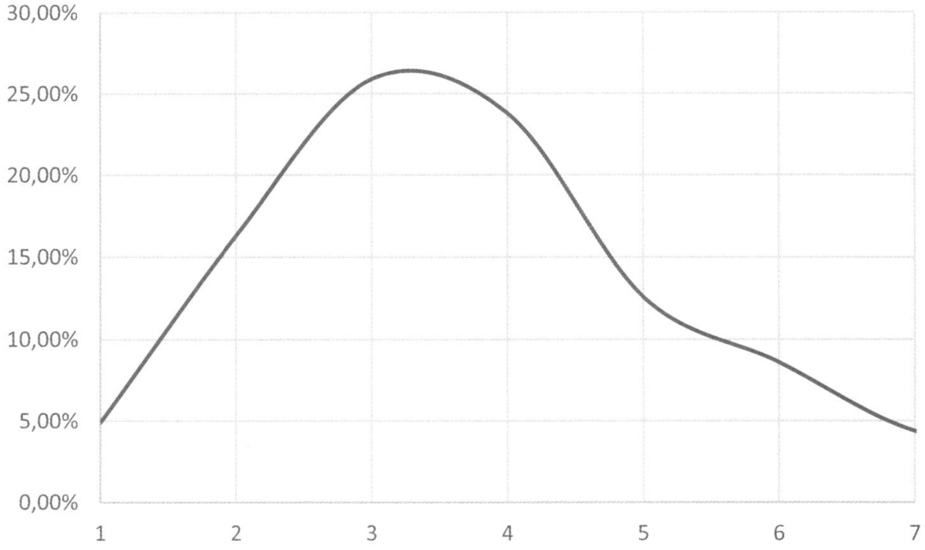

Welche der folgenden Aussagen sind korrekt?

I. Mehr als jeder vierte Befragte hatte in den letzten sieben Tagen dreimal Sport getrieben.
II. Rund ein Fünftel der Befragten hatte an zwei oder weniger Tagen der letzten sieben Tage Sport getrieben.
III. Von den Befragten haben höchstens 37 an jedem der letzten 7 Tage Sport getrieben.

A) Jede der Aussagen.
B) Nur Aussage III.
C) Nur Aussagen II und III.
D) Nur Aussagen I und III.
E) Nur Aussagen I und II.

19. Die Statistik zeigt die Ergebnisse einer Umfrage im Auftrag einer Krankenkasse zur Häufigkeit von Schlafmitteleinnahme in Deutschland aus dem Jahr 2017. Es wurden nur Personen gefragt, die bereits Schlafmittel verwendeten. Diese waren mindestens 18 Jahre alt.

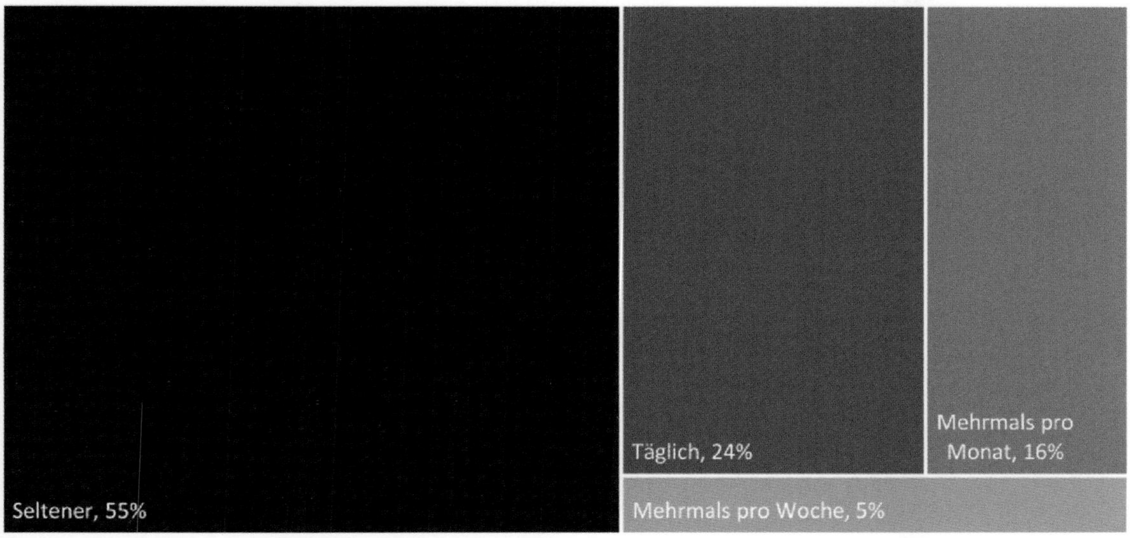

Welche der folgenden Aussagen lässt sich aus der Statistik ableiten?

A) Rund ein Zwanzigstel der Deutschen nehmen mehrmals pro Woche Schlafmittel ein.
B) Die Befragten unterscheiden sich in Bezug auf Schlafmittelkonsum nur in der Häufigkeit der Einnahme.
C) Mit zunehmender Häufigkeit der Einnahme nimmt die Zahl der Befragten in der jeweiligen Gruppe ab.
D) Der prozentuale Anteil der befragten Personen, welche seltener Schlafmittel einnehmen, ist 31 % größer als der Anteil derer, die täglich Schlafmittel einnehmen.
E) Die Personengruppen an den beiden Enden des betrachteten Einnahmehäufigkeitsspektrums, sind unter den Befragten am größten.

20. Abgebildet ist ein sog. Sterndiagramm, in dem die diesjährige durchschnittliche Leistung eines Anästhesisten in verschiedenen Bereichen sowie seine besten und schlechtesten monatlichen Ergebnisse des letzten Jahres dargestellt sind. Je weiter außen der Punkt jeweils liegt, desto besser war die Leistung des Anästhesisten in diesem Bereich.

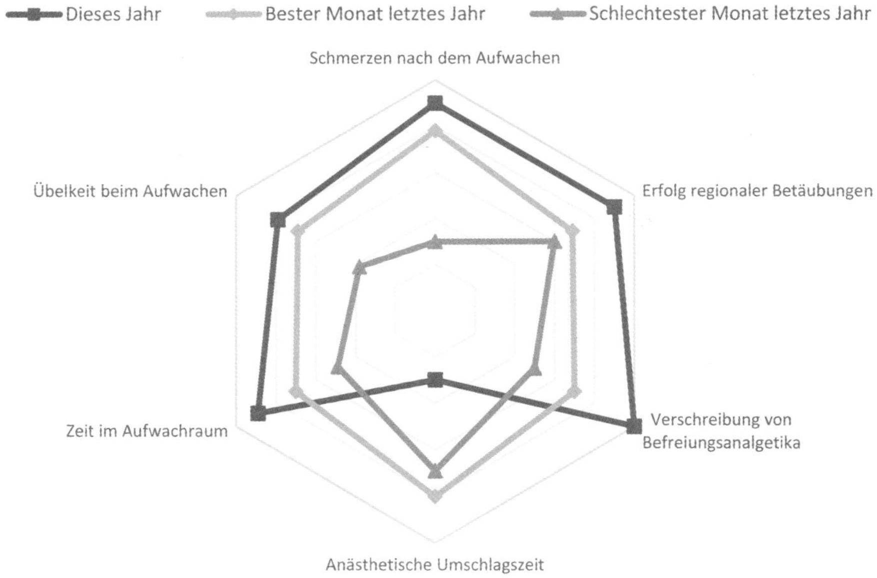

Welche der Aussagen sind korrekt?

I. Der Anästhesist konnte seine Ergebnisse im Vergleich zum Vorjahresdurchschnitt steigern, jedoch war die anästhetische Umschlagzeit länger.
II. Der Anästhesist war dieses Jahr in qualitativer Hinsicht in keinem Monat schlechter als im Vorjahr.
III. Bei den Schmerzen nach dem Aufwachen könnte er seinen Vorjahresschnitt sowohl am meisten als auch am wenigsten übertroffen haben.

A) Nur Aussagen I und III.
B) Jede der Aussagen.
C) Nur Aussagen II und III.
D) Nur Aussagen I und II.
E) Nur Aussage I.

21. Die Statistik zeigt die zehn Länder mit der höchsten Sterberate aufgrund alkoholbedingter Erkrankungen im Jahr 2016. Die abgebildeten Werte entsprechen den Toden aufgrund von Alkoholkonsum je 100.000 Einwohner. Die Daten stammen lediglich von Frauen und Männern zwischen 15 und 49 Jahren.

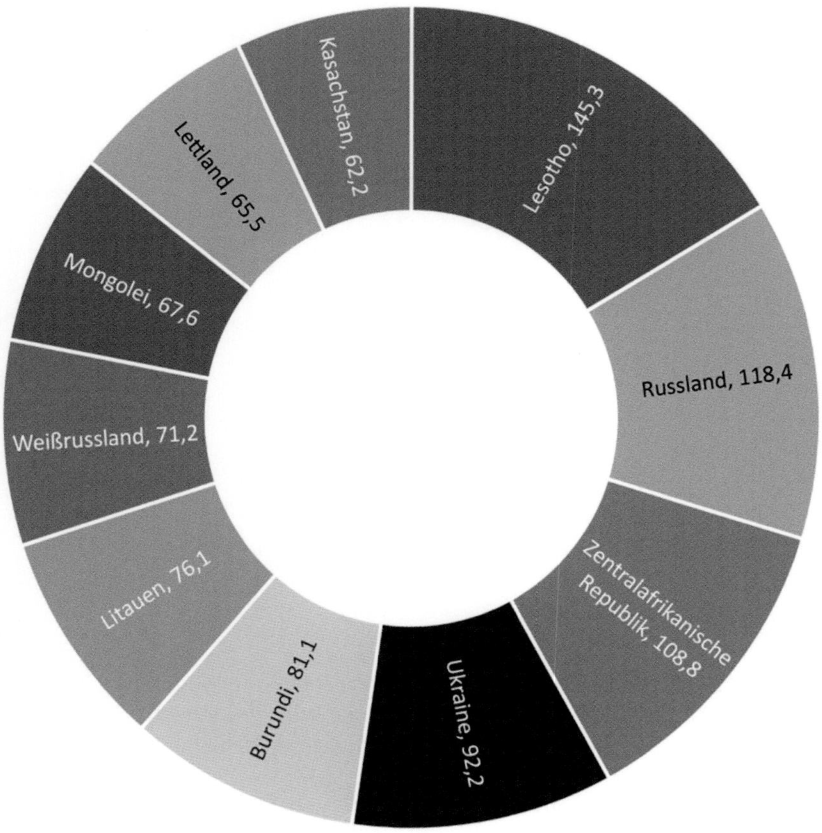

Welche der folgenden Aussagen sind NICHT korrekt?

I. In der untersuchten Bevölkerung war die Sterberate aufgrund alkoholbedingter Erkrankungen im Jahr 2016 in Lesotho mehr als 100 % höher als in Weißrussland.
II. Die Sterberate aufgrund alkoholbedingter Erkrankungen im Jahr 2016 war in der untersuchten Bevölkerung Russlands mehr als 80 % höher als bei der in Kasachstan.
III. Mindestens 10 % der Tode aufgrund von Alkoholkonsum in den zehn am stärksten betroffenen Ländern gab es in der Zentralafrikanischen Republik.

A) Nur Aussagen I und II.
B) Nur Aussagen I und III.
C) Nur Aussagen II und III.
D) Jede der Aussagen.
E) Nur Aussage III.

22. Der Living-Planet-Index misst Trends in der Biodiversität der Erde, also in der Zahl der Lebewesen zu Wasser und zu Land. Die abgebildete Grafik zeigt die Entwicklung der Artenvielfalt verschiedener Tiergruppen von 1970 bis 2000 als Indexdarstellung mit dem Jahr 1970 als Basis.

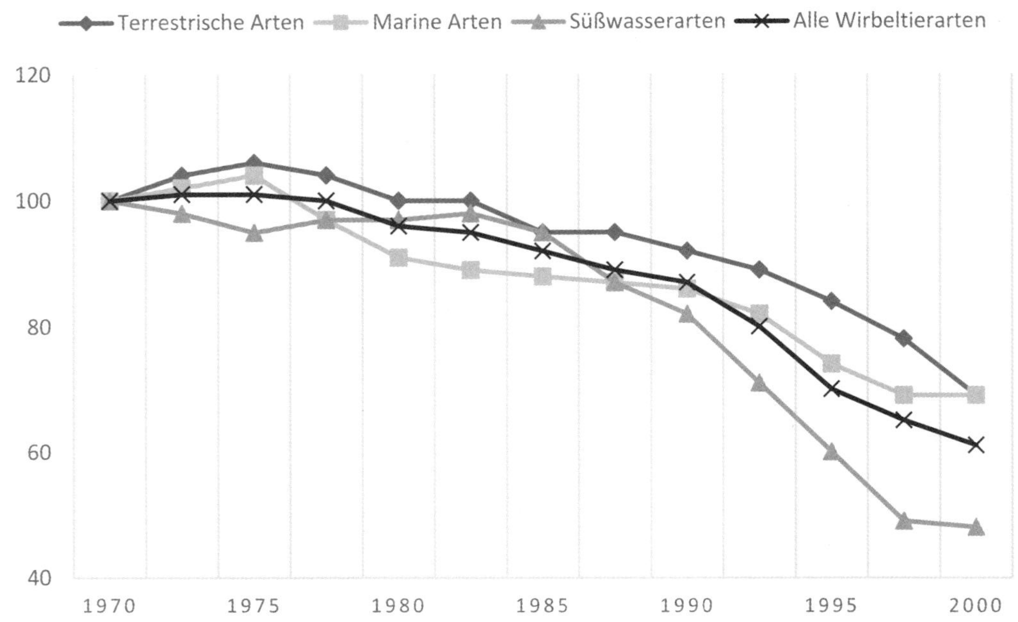

Was lässt sich aus der Grafik ableiten?

A) Im Jahr 1985 gab es noch 90 verschiedene marine Arten.
B) Im Jahr 2000 gab es noch etwa gleich viele marine Arten wie terrestrische Arten.
C) Die Zahl der verschiedenen Süßwasserarten hat zwischen 1970 und 1995 um 40 abgenommen.
D) Die Zahl der terrestrischen Arten ist zwischen 1975 und 2000 um ca. 33 % gesunken.
E) Es sind im Betrachtungszeitraum am meisten Süßwasserarten ausgestorben.

23. In der vorliegenden Grafik ist innerhalb der Balken der prozentuale Anteil der Ärzte bzw. Krankenschwestern der Basisgesundheitseinrichtungen einer ägyptischen Stadt angegeben, die in verschiedenen Kategorien der Notfallmedizin geschult sind. Auf der x-Achse lässt sich ablesen, welchen Anteil Ärzte bzw. Krankenschwestern an allen im jeweiligen Bereich geschulten Mitarbeitern ausmachen.

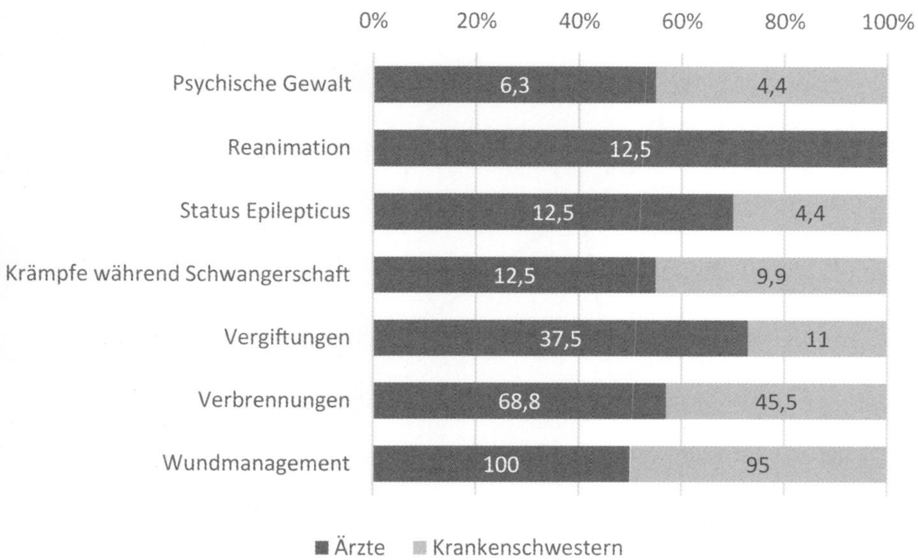

Wie viele Krankenschwestern gibt es im Vergleich zu den Ärzten?

A) 5,23 % mehr.
B) 2,25 % mehr.
C) 6,34 % weniger.
D) 7,22 % mehr.
E) 1,40 % weniger.

24. Für eine Studie wurden alle Basisgesundheitseinrichtungen (Primary Health Care Facilities, PHCs) der ägyptischen Stadt Alexandria auf die Verfügbarkeit und Funktionstüchtigkeit diverser Notfallmedikamente hin untersucht. Aus dem abgebildeten Diagramm ist ersichtlich, wie viel Prozent der PHCs über die jeweiligen Medikamente verfügten.

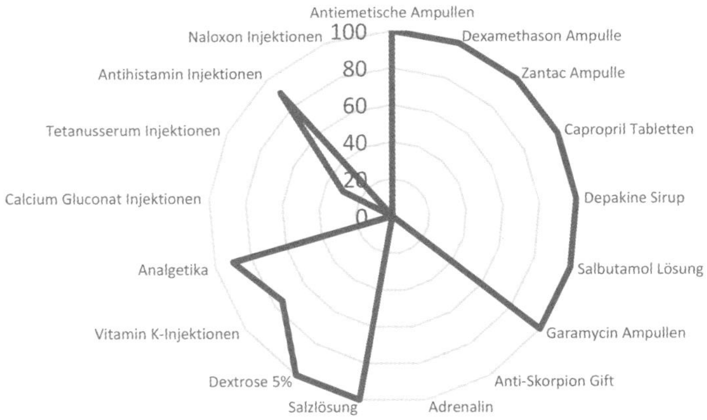

Welche der Aussagen treffen NICHT zu?

I. Alle PHCs verfügten über mehr als die Hälfte der Medikamente, auf die sie geprüft wurden.
II. Es sind 0 % der ägyptischen Bevölkerung auf Skorpionstiche vorbereitet.
III. Etwa 25 % der PHCs, die über Depakine-Sirup verfügten, fehlten Vitamin-K-Injektionen.

A) Jede der Aussagen.
B) Nur Aussage II.
C) Nur Aussagen I und III.
D) Nur Aussage III.
E) Keine der Aussagen.

Übungsset 6

Beantworten Sie die Fragen zu den folgenden Diagrammen und Tabellen.
(TMS: 60 Min. für 24 Aufgaben, EMS: 50 Min. für 20 Aufgaben)

1. Die folgende Grafik zeigt die jährlichen Pro-Kopf-Ausgaben für Medikamente in den USA. Die linke y-Achse zeigt die Ausgaben in US-Dollar, die rechte y-Achse die reale Veränderung gegenüber dem Vorjahr. Die Daten wurden für die Jahre 2007 bis 2017 erhoben, die Werte der Jahre 2018 bis 2022 stellen Prognosen dar.

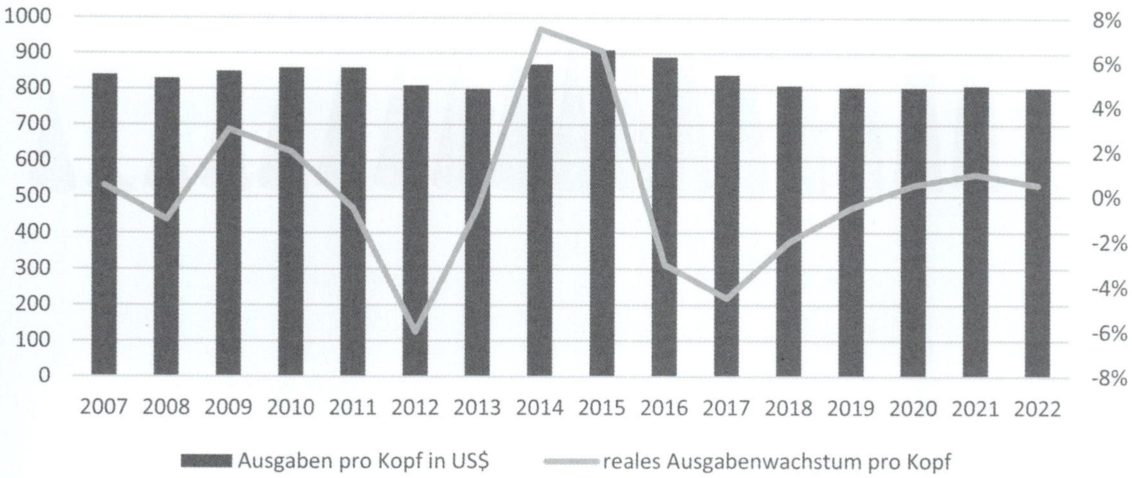

Was lässt sich NICHT aus der Grafik ableiten?

A) Der Anstieg der Pro-Kopf-Ausgaben innerhalb des Betrachtungszeitraums war 2014 am größten.
B) Das Wachstum der Pro-Kopf-Ausgaben verändert sich zwischen 2017 und 2021 mit Faktor –0,22.
C) 2010 war das relative Pro-Kopf-Ausgabenwachstum im Vergleich zum Vorjahr höher als es 2021 im Vergleich zum Vorjahr vermutlich sein wird.
D) Die US-Amerikaner haben im Jahr 2012 weniger Medikamente gekauft als in den 5 Jahren zuvor.
E) Für den Zeitraum zwischen 2018 und 2022 wird ein Wachstum der Pro-Kopf-Ausgaben von ca. 1 % prognostiziert.

2. Die Statistik zeigt die Ergebnisse einer Umfrage unter Deutschen aus dem Jahr 2018 zum Inhalt ihrer Reiseapotheke. Dazu wurden 1.000 Frauen und 1.000 Männer ab 18 Jahren befragt. Auf der y-Achse ist der Anteil der Befragten zu sehen, der angab, den Artikel auf der x-Achse in ihrer Reiseapotheke zu haben.

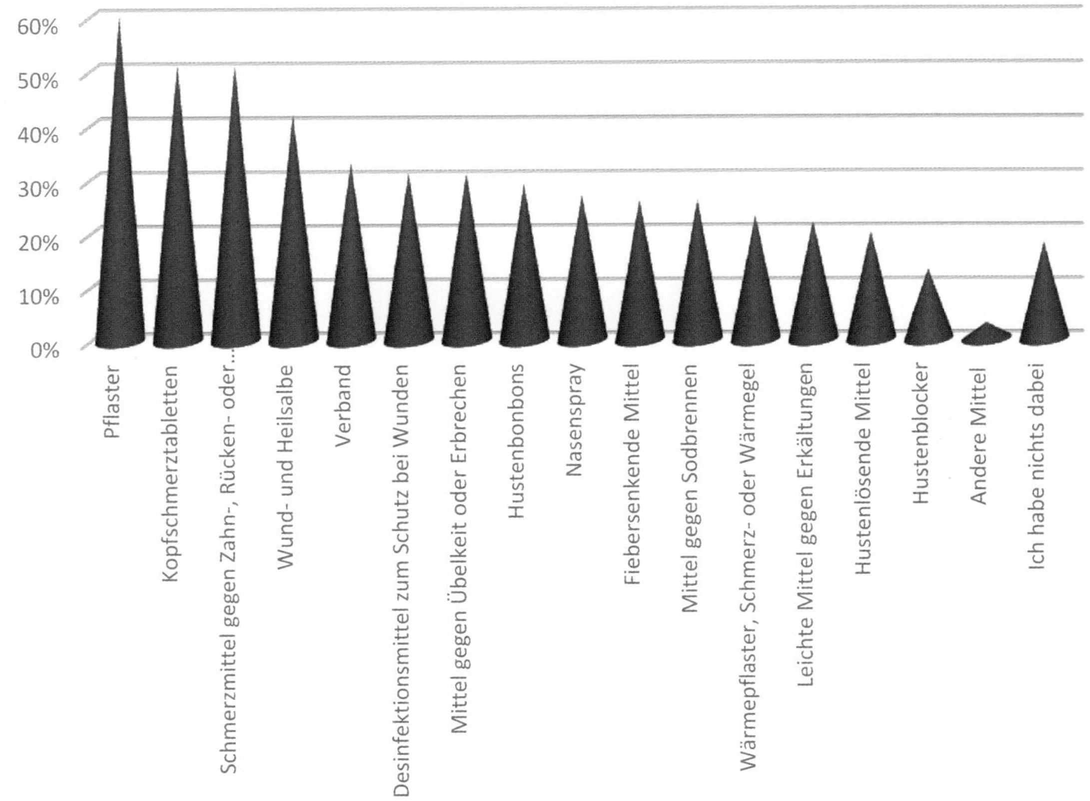

Welche der folgenden Aussagen lässt sich daraus NICHT ableiten?

A) Mindestens die Hälfte aller Befragten hatten im Jahr 2018 Pflaster in ihrer Reiseapotheke.
B) Der prozentuale Anteil der Befragten, welche im Jahr 2018 nichts dabeihatten, ist größer als der Anteil der Befragten, welche eine Reiseapotheke mit Hustenblockern mitnahmen.
C) Ungefähr jeder zweite Deutsche hatte 2018 Kopfschmerztabletten in seiner Reiseapotheke.
D) Im Jahr 2018 war Wund- und Heilsalbe in doppelt so vielen Reiseapotheken der Befragten zu finden wie leichte Mittel gegen Erkältungen.
E) Mit ca. 25 % Wahrscheinlichkeit hatte ein zufälliger Befragter Kopfschmerztabletten und Schmerzmittel gegen Zahn-, Rücken- oder andere Schmerzen in seiner Reiseapotheke.

3. Sogenannte „pharmerging markets" bezeichnen Schwellenländer, die eine zunehmende Menge Geld für Pharmazeutika ausgeben und so das Umsatzwachstum der Branche vorantreiben. Die Grafik zeigt auf der x-Achse die historische Steigerung der Ausgaben der Länder zwischen 2013 und 2017. Von der y-Achse lässt sich die prognostizierte Steigerung der Ausgaben zwischen 2018 und 2022 ablesen.

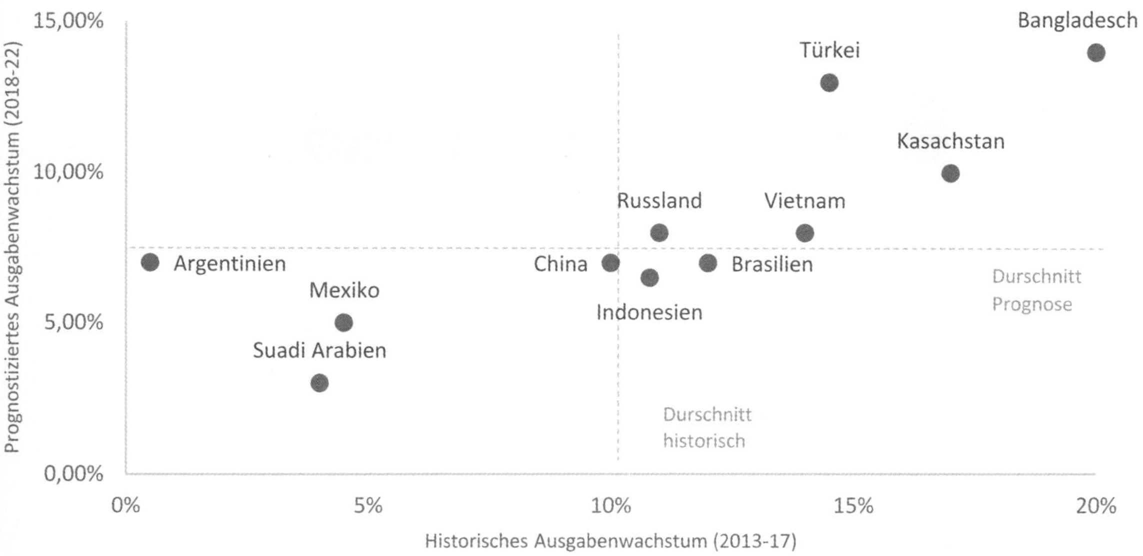

Welche Aussagen hierzu sind NICHT korrekt?

I. Indonesien lag in der Vergangenheit zwar leicht über dem durchschnittlichen Ausgabenwachstum, die Prognosen sagen aber für die Zukunft eine unterdurchschnittliche Entwicklung voraus.
II. Bangladesch übertrifft die durchschnittliche Prognose und die durchschnittliche historische Entwicklung um ca. 200 %.
III. Russland wird seine Ausgaben laut Prognose zwischen 2018 und 2022 jährlich um rund 8 % steigern.

A) Jede der Aussagen.
B) Nur Aussagen I und III.
C) Nur Aussagen II und III.
D) Keine der Aussagen.
E) Nur Aussage III.

4. Folgendes Balkendiagramm zeigt die Anzahl der in translationaler und angewandter Forschung in Deutschland verwendeten Tiere nach Forschungszweck im Jahr 2016. Alle Aussagen beziehen sich auf Deutschland im Jahr 2016.

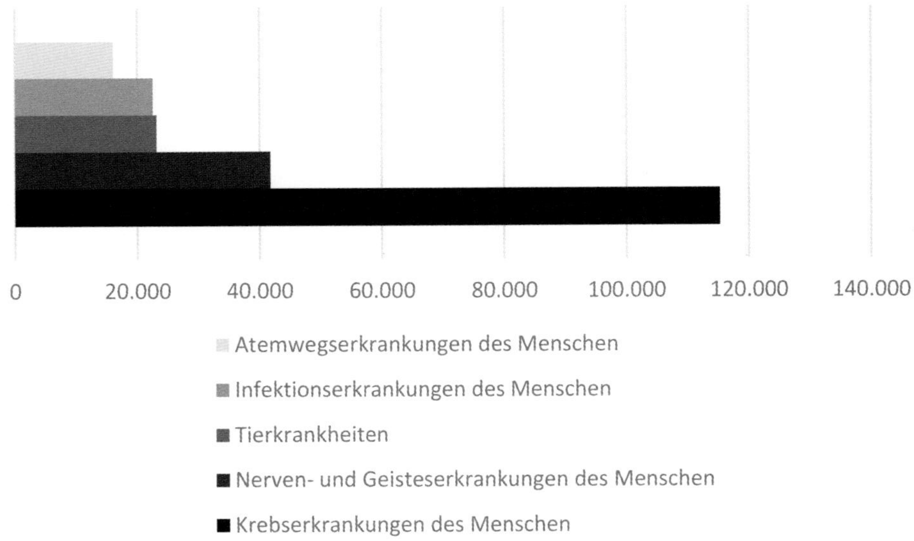

Welche der folgenden Aussagen ist/sind korrekt?

I. Unter dem Forschungszweck „Atemwegserkrankungen des Menschen" wurden am seltensten Tiere verwendet.
II. Weniger als 10 % der Verwendungen von Tieren in der Forschung hatten auch eine Verbesserung der Gesundheit von Tieren zur Folge.
III. Die meiste Forschung unter Tiereinsatz fand mit Forschungszweck „Krebserkrankungen des Menschen" statt.

A) Nur Aussage I.
B) Nur Aussagen II und III.
C) Nur Aussagen I und III.
D) Nur Aussagen I und II.
E) Keine der Aussagen.

5. Die folgende Karte zeigt die Anzahl der in der häuslichen Krankenpflege Beschäftigten nach Bundesland.

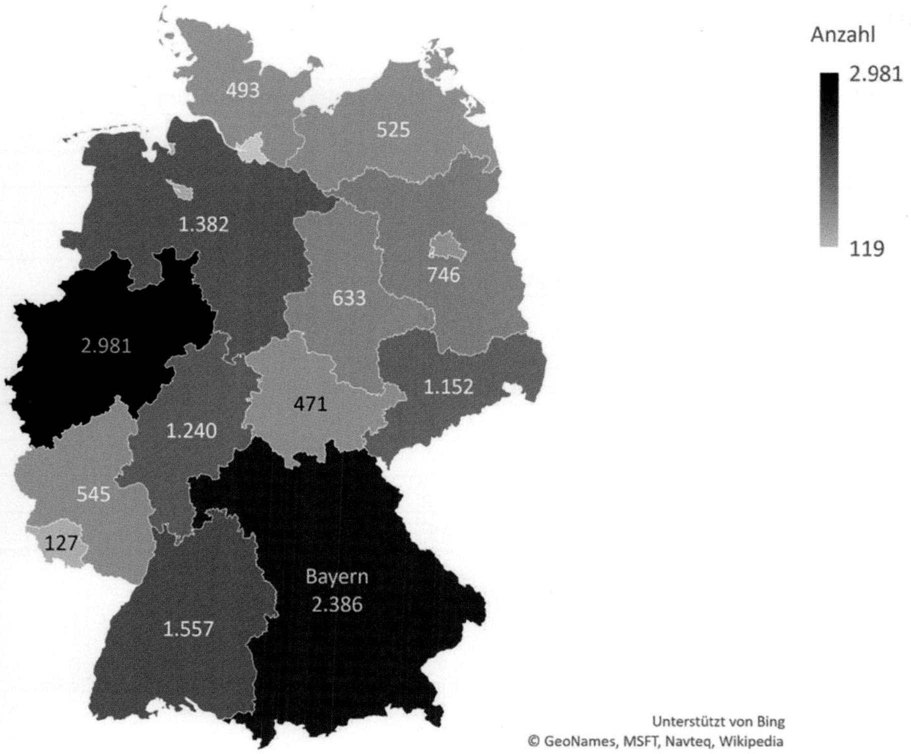

Welche der folgenden Aussagen sind NICHT aus der Grafik ableitbar?

I. Bayern hat von allen deutschen Bundesländern die meisten häuslichen Krankenpfleger pro Fläche.
II. Nordrhein-Westfalen ist das deutsche Bundesland, in dem es die meisten häuslichen Krankenpfleger pro Pflegebedürftigem gibt.
III. Die vier Bundesländer mit der größten Fläche, sind auch die mit den meisten häuslichen Krankenpflegern.

A) Jede der Aussagen.
B) Nur Aussagen I und II.
C) Nur Aussagen II und III.
D) Nur Aussagen I und III.
E) Keine der Aussagen.

6. Für eine Studie wurde das Personal von diversen Basisgesundheitseinrichtungen zu seinen Einstellungen gegenüber Notfallmedizin befragt. Insgesamt wurden dafür 17 Ärzte und 213 Krankenschwestern befragt.

Frage	**Ärzte**		**Krankenschwestern**	
	Anz.	**%**	**Anz.**	**%**
Notfallmedizin ist ein essenzieller Aufgabenbereich von Basisgesundheitseinrichtungen				
Stimme überhaupt nicht zu	0	0,0	4	1,9
Stimme nicht zu	4	23,5	16	7,5
Stimme zu	5	29,4	106	49,8
Stimme voll zu	8	47,1	87	40,8
Wahrnehmung der Notfallmedizin in Basisgesundheitseinrichtungen				
Wahre Notfälle	15	88,2	196	92,0
Keine wahren Notfälle	2	11,8	17	8,0
Angemessenes Selbstbewusstsein, um auf Notfälle auf Primärebene zu reagieren				
Überhaupt nicht kompetent	0	0,0	3	1,4
Nicht kompetent	1	5,9	35	16,4
In gewissem Maße kompetent	13	76,5	134	62,9
Sehr kompetent	3	17,6	41	19,2

Welche Aussage hierzu ist korrekt?

A) Nur ca. 82 % der Krankenschwestern sind fähig, Notfälle auf der Ebene primärer Gesundheitsversorgung zu behandeln.
B) Von Ärzten wurden behandelte Fälle eher als wahrer Notfall eingestuft.
C) Von den Ärzten, die Notfallmedizin als essenziellen Aufgabenbereich sahen, fühlten sich 5,9 % nicht vollkommen kompetent, Notfälle auf primärer Ebene zu behandeln.
D) Rund 10 % der Belegschaft der Basisgesundheitseinrichtungen sind der Ansicht, dass Notfallmedizin kein essenzieller Aufgabenbereich ist.
E) Es gab nur 39 inkompetente Mitarbeiter in den untersuchten Basisgesundheitseinrichtungen.

7. Die Statistik zeigt das Ergebnis einer Umfrage zu den erwarteten Kosten beim Kauf eines Hörgeräts in Deutschland im Jahr 2018. Folgende Frage wurde dabei in einer schriftlichen Umfrage gestellt: „Wieviel, denken Sie, müssten Sie für ein passendes Hörgerät sowie den dazugehörigen Service bezahlen, d. h. inkl. Diagnose, individueller Anpassung und dem Service nach dem Kauf?" Insgesamt haben 766 Personen diese Frage beantwortet.

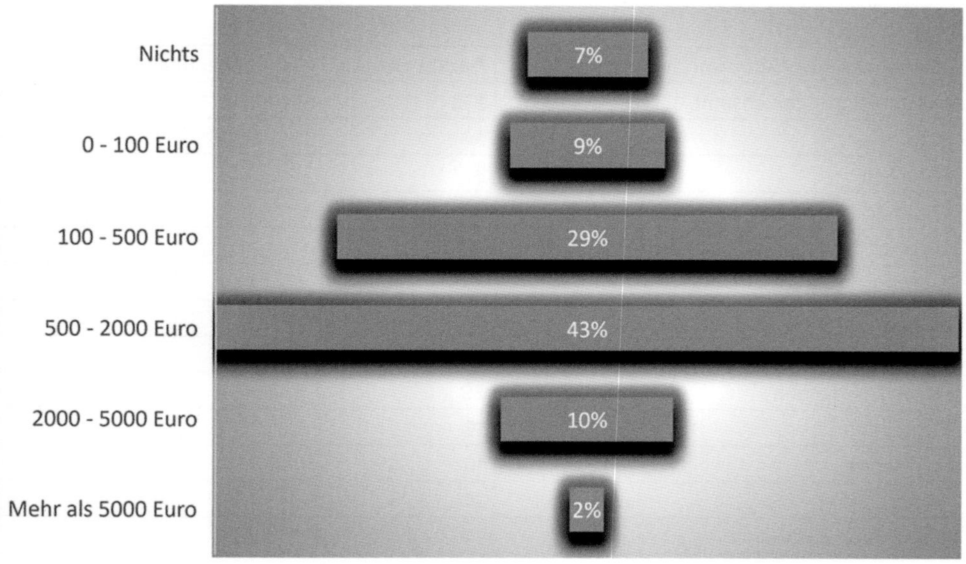

Welche der folgenden Aussagen ist/sind korrekt?

I. Von den Befragten dachte mindestens die Hälfte, dass sie über 500 Euro für ein passendes Hörgerät bezahlen muss.
II. Die Anzahl der Befragten, die dachten, sie müssen nichts oder mehr als 5000 Euro für ein passendes Hörgerät bezahlen, entspricht der Anzahl der Befragten, die dachten, sie müssen 0–100 Euro bezahlen.
III. Im Durchschnitt gingen die Befragten davon aus, dass sie 450 Euro für ein passendes Hörgerät bezahlen müssen.

A) Nur Aussagen I und III.
B) Nur Aussagen I und II.
C) Nur Aussagen II und III.
D) Nur Aussage II.
E) Nur Aussage III.

8. Bei der Behandlung von Leukämiepatienten mit dem Wirkstoff Idealisib kann es zu verschiedenen Nebenwirkungen und Abnormitäten kommen. Die untenstehende Tabelle zeigt, wie viele Patienten einer Untersuchungsgruppe aus 125 Patienten an bestimmten Nebenwirkungen litten oder deren Laborergebnisse Abnormitäten aufwiesen. Dabei ist in der zweiten Spalte der Tabelle die absolute Anzahl der Patienten abgebildet. In der dritten Spalte ist die Anzahl der Patienten abgebildet, deren Symptome oder Abnormitäten auf einer Skala von eins bis fünf die Stufe zwei überschritten.

Nebenwirkung/Abnormität	**Anzahl gesamt**	**Anz. über Stufe 2**
Nebenwirkungen gesamt	103	68
Durchfall	54	16
Übelkeit	37	2
Erschöpfung	37	2
Husten	36	0
Fieber	35	2
Appetitlosigkeit	22	1
Atemnot	22	4
Bauchschmerzen	20	3
Übergeben	19	3
Ausschlag	16	2
Kraftlosigkeit	14	3
Lungenentzündung	14	9
Periphere Ödeme	13	3
Hämatopoetische Laborabnormität		
Verringerte Zahl Neutrophiler	70	34
Verringertes Hämoglobin	35	2
Verringerte Zahl Thrombozyten	32	8
Chemische Laborabnormität		
Erhöhte ALT-Werte	59	16
Erhöhte AST-Werte	44	10
Erhöhte Alkalin-Phosphatase	28	0
Erhöhte Bilirubin Konzentration	13	0

Was lässt sich NICHT aus der Tabelle ableiten?

A) Bei über vier Fünfteln der Patienten kam es zu unerwünschten Nebenwirkungen.
B) Die Nebenwirkung, die unter den Patienten am häufigsten vorkam, war eine verringerte Zahl Neutrophiler.
C) Es könnten bis zu 55 Patienten keine hämatopoetischen Laborabnormitäten aufgewiesen haben.
D) Es kam bei 82 % der Patienten zu erhöhten ALT- oder AST-Werten.
E) Es gab 17 Fälle von Nebenwirkungen der Stufe 3 oder höher, wobei die Nebenwirkung insgesamt bei weniger als 15 % der Patienten vorkam.

9. Die Statistik zeigt die durchschnittliche Müttersterblichkeit in West- und Ostdeutschland in den Jahren von 1980 bis 2015. Die Werte stellen die Anzahl der Müttersterblichkeit pro 100.000 lebendgeborener Kinder dar.

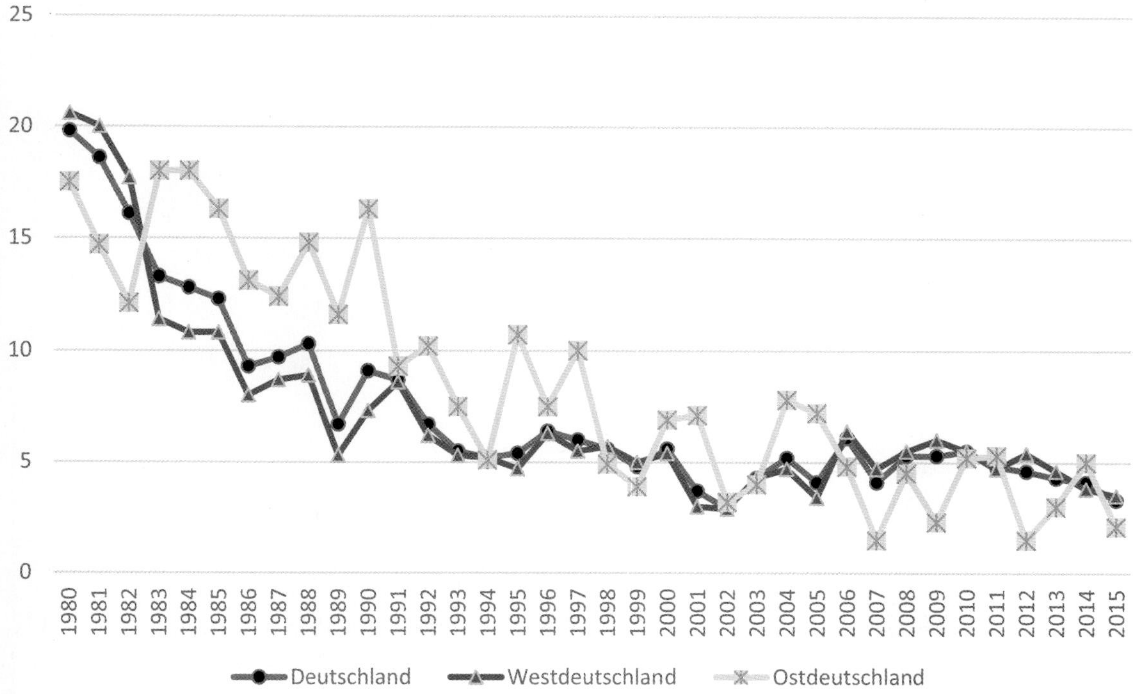

Welche der folgenden Aussagen sind NICHT korrekt?

I. Die Müttersterblichkeit in Westdeutschland und die in Deutschland verhalten sich im angegebenen Zeitraum proportional zueinander.
II. Im Jahr 1983 war die Müttersterblichkeit in Ostdeutschland erstmals höher als im Rest Deutschlands.
III. Im Zeitraum von 1980 bis 1986 ist die Müttersterblichkeit in Deutschland stetig gesunken.

A) Nur Aussagen I und II.
B) Nur Aussagen II und III.
C) Nur Aussage I.
D) Nur Aussage III.
E) Keine der Aussagen.

10. Da in den USA eine Krankenversicherung nicht verpflichtend ist, gibt es auch einige US-Amerikaner, die nicht krankenversichert sind. Nachfolgende Diagramme zeigen die Aufteilung der insgesamt 582.300 unversicherten Bürger des Staates Louisiana auf verschiedene demographische Gruppen in den Kategorien Haushaltseinkommen, Haushalts-Arbeitsstatus und Ethnizität.

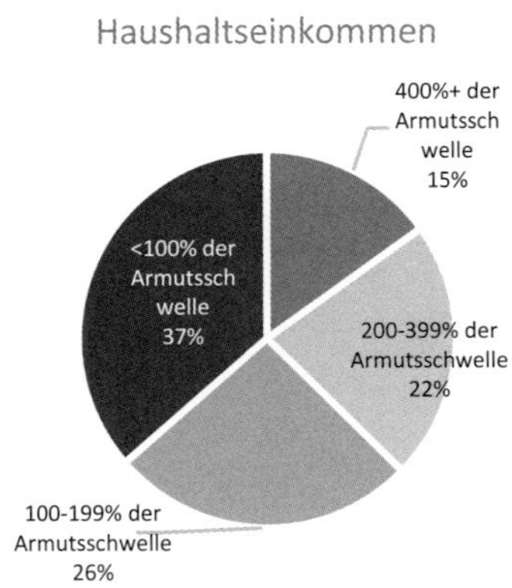

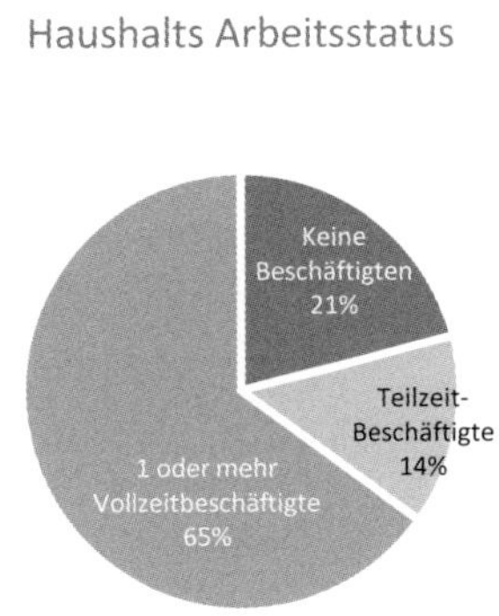

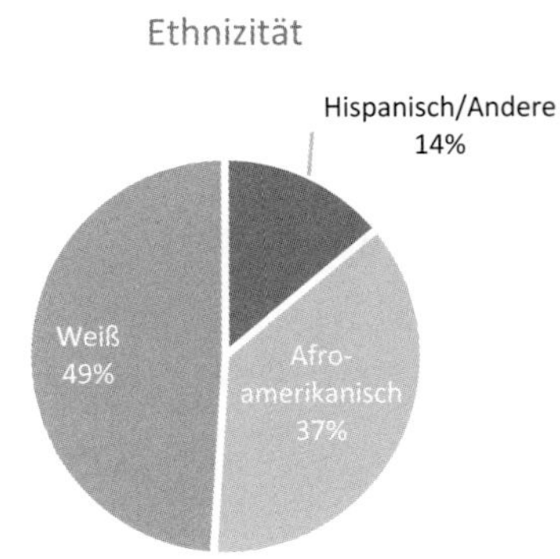

Welche der Aussage ist korrekt?

A) In Louisiana verdienen nur 15 % der Bevölkerung über 300 % mehr als die Armutsschwelle.
B) Unter Familien mit einer oder mehreren Vollzeitarbeitskräften ist es deutlich verbreiteter, nicht versichert zu sein, als bei Familien mit keinem beschäftigten Mitglied oder mit Teilzeitbeschäftigten.
C) Rund zwei Drittel der Haushalte mit einem oder mehreren Vollzeitarbeitskräften sind nicht versichert.
D) 36 % der Menschen mit einem Haushaltseinkommen von weniger als 100 % des Armutslevels sind nicht versichert.
E) Knapp 300.000 Unversicherte in Louisiana sind nicht weiß.

11. Gezeigt werden die Ergebnisse einer Umfrage zu sinnvollen Messwerten für Digital-Health-Technologien aus dem Jahr 2016. Dazu wurden insgesamt 166 Experten und Wissenschaftler aus diversen Bereichen wie Biowissenschaften, Biopharmakologie und Softwareentwicklung befragt. Dargestellt ist der Anteil der Experten und Wissenschaftler, der die Erhebung des jeweiligen Messwerts als sinnvoll in Bezug auf Digital-Health-Technologien erachtet.

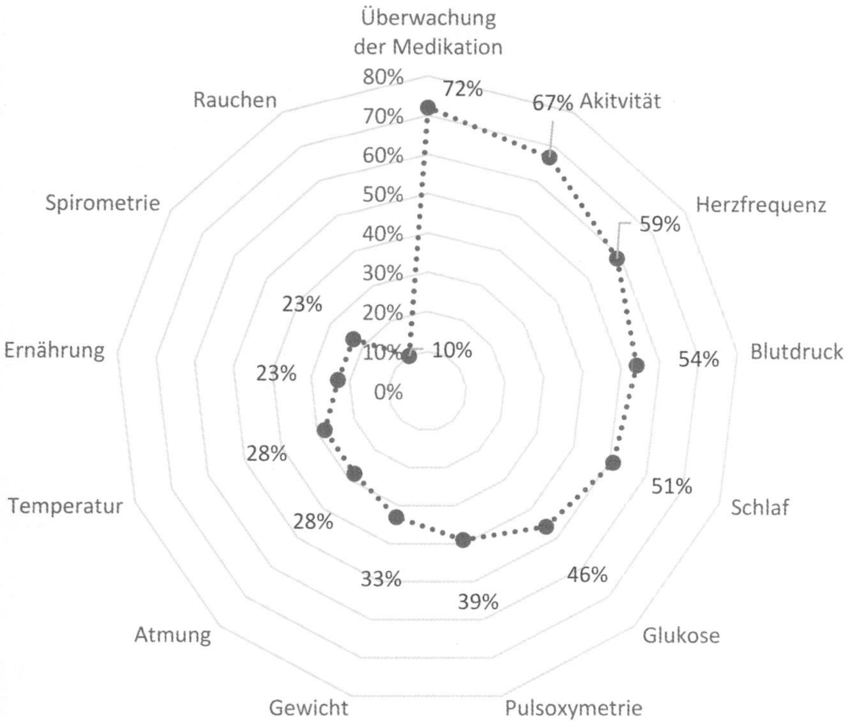

Welche der folgenden Aussagen sind NICHT korrekt?

I. Der Anteil der Befragten, welcher Überwachung der Medikation als sinnvollen Messwert für Digital-Health-Technologien betrachtete, ist um ein Drittel größer als der Anteil, welcher Pulsoxymetrie als sinnvollen Messwert betrachtete.
II. Etwa 85 der befragten Experten betrachteten Schlaf als sinnvollen Messwert für Digital-Health-Technologien.
III. Der Anteil der Befragten, welcher das Gewicht als sinnvollen Messwert für Digital-Health-Technologien betrachtete, ist um 34 % geringer als der Anteil, welcher Aktivität als sinnvollen Messwert betrachtete.

A) Nur Aussagen I und II.
B) Nur Aussagen I und III.
C) Nur Aussagen II und III.
D) Jede der Aussagen.
E) Nur Aussage I.

12. Die abgebildeten Diagramme zeigen, wie sich die Zahl der Behandlungsoptionen in verschiedenen Kategorien für ausgewählte Tumore zwischen 1996 und 2016 verändert hat.

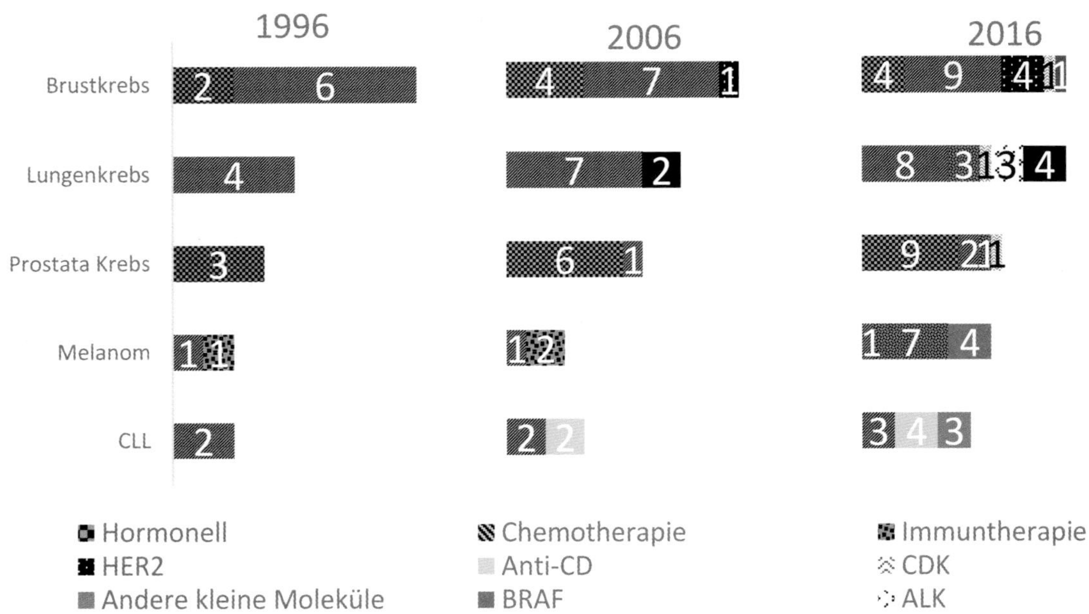

Welche Aussagen lassen sich daraus NICHT ableiten?

A) Im Vergleich mit den anderen aufgeführten Krebsarten kamen bei Lungenkrebs zwischen 1996 und 2016 die meisten neuen Behandlungskategorien hinzu.
B) Erst seit 2016 ist für Menschen mit Melanom eine Behandlung mit BRAF möglich.
C) Im Durchschnitt nahm die Zahl der Behandlungsoptionen für Prostatakrebs und Melanome zwischen 1996 und 2016 jährlich um die gleiche Menge zu.
D) Die relative Steigerung der Behandlungsoptionen für CLL war für den Zeitraum zwischen 2006 und 2016 um 50 % größer als zwischen 1996 und 2006.
E) Mit einer Zunahme um 500 % hat sich die Zahl der Behandlungsoptionen für Melanome am meisten gesteigert.

13. Die Statistik zeigt die Anzahl der auf dem deutschen Pharmamarkt eingeführten Medikamente mit neuen Wirkstoffen in den Jahren 1988 bis 2017.

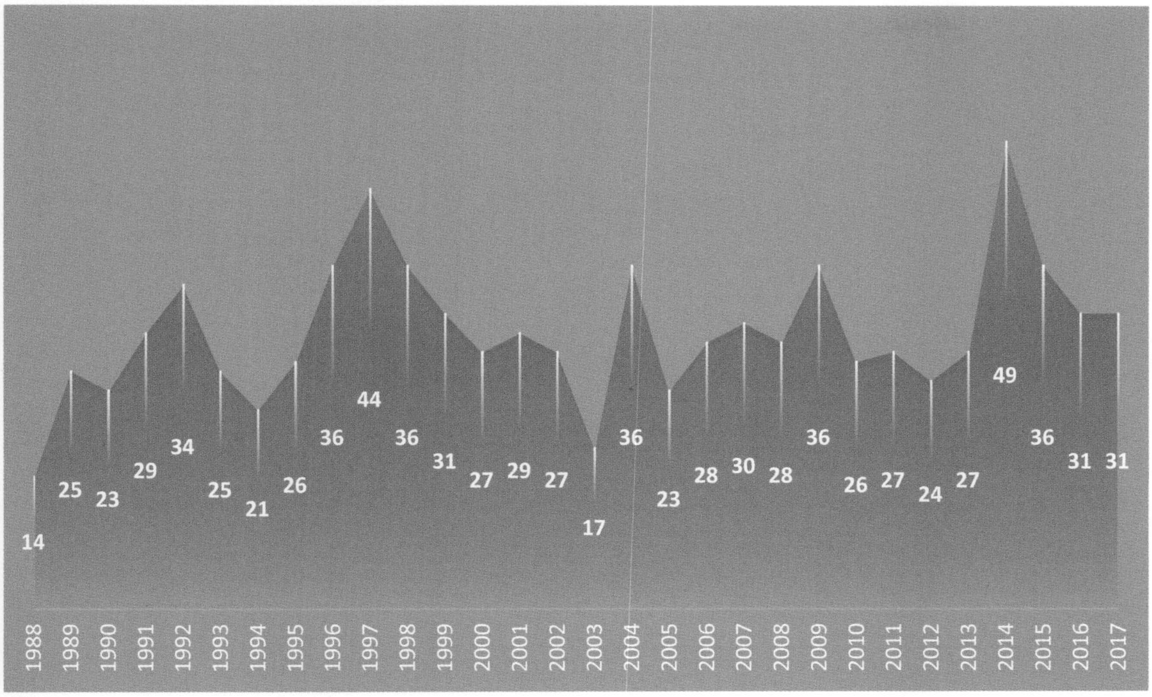

Welche der folgenden Aussagen sind NICHT korrekt?

I. Im Zeitraum 1994 bis 1997 ist die Anzahl der auf dem deutschen Pharmamarkt eingeführten Medikamente mit neuen Wirkstoffen stetig gestiegen.
II. In den Jahren 2001 bis 2011 wurden auf dem deutschen Pharmamarkt 333 Medikamente mit neuem Wirkstoff eingeführt.
III. Die relativ und absolut stärkste Abweichung zum Vorjahr in den Einführungen von Medikamenten mit neuem Wirkstoff auf dem deutschen Pharmamarkt gab es im Betrachtungszeitraum von 2013 auf 2014.

A) Nur Aussagen I und II.
B) Nur Aussagen II und III.
C) Nur Aussagen I und III.
D) Nur Aussage II.
E) Nur Aussage III.

14. Gallensteine werden in einigen Counties im Staat New York zunehmend ein Problem für die junge Bevölkerung. Die Grafik zeigt den Anteil, den unter 20-Jährige in den verschiedenen Counties an allen Gallenstein-Patienten ausmachen. Die x-Achse gibt das Jahr an, die y-Achse den Anteil in Prozent.

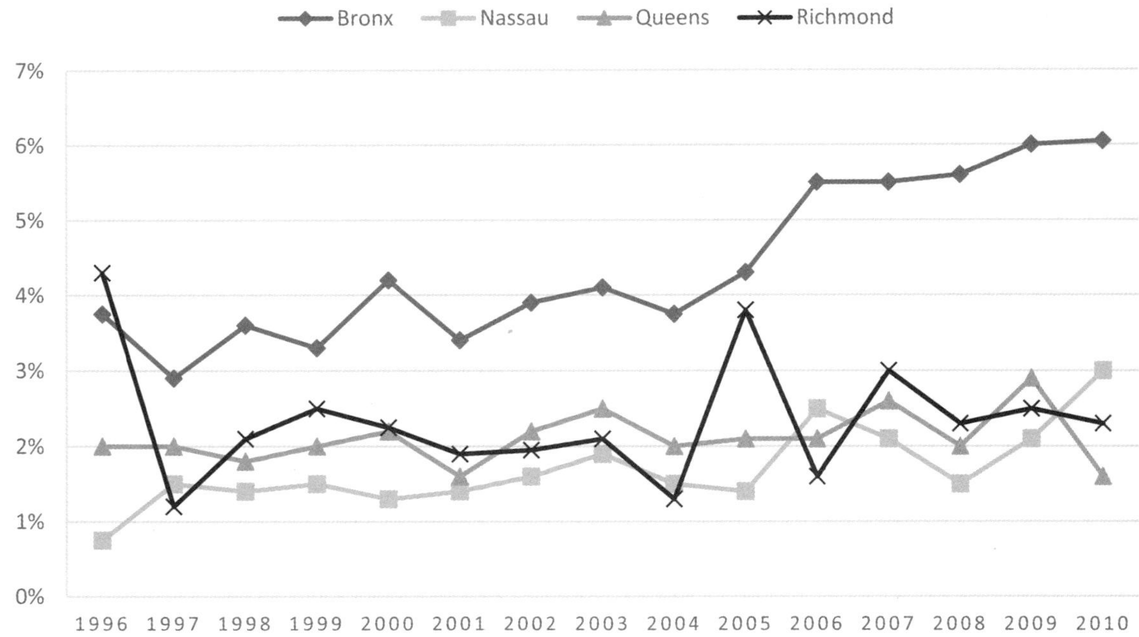

Was kann man aus der Grafik ableiten?

A) In Richmond schwankt die Zahl der an Gallensteinen leidenden Jugendlichen am meisten.
B) 2010 machten Jugendliche in Queens rund 20 % weniger an der Gesamtheit der Gallenstein-Patienten aus als am Anfang des Betrachtungszeitraums.
C) Es gab im Staat New York 2010 mehr jugendliche Gallenstein-Patienten als 15 Jahre zuvor.
D) In der Bronx gab es nach 1996 nie weniger Gallenstein-Patienten unter 20 Jahren als in den anderen Counties.
E) Der Altersdurchschnitt der Gallenstein-Patienten lag in Nassau über dem der Bronx.

15. Die Statistik zeigt die zehn Erkrankungen, die bei Menschen über 60 Jahren die meisten durch schlechte Gesundheit, Behinderung oder frühen Tod verlorenen Lebensjahre verursachten (sog. DALY: Disability Adjusted Life Years). Abgebildet ist der Anteil der DALYs durch die jeweilige Krankheit an den gesamten Lebensjahren, die über 60-Jährige durch schlechte Gesundheit, Behinderung oder frühen Tod verloren. Dazu wurden Daten der IHME (Institute of Health Metrics and Evaluation) und der WHO (World Health Organization) herangezogen.

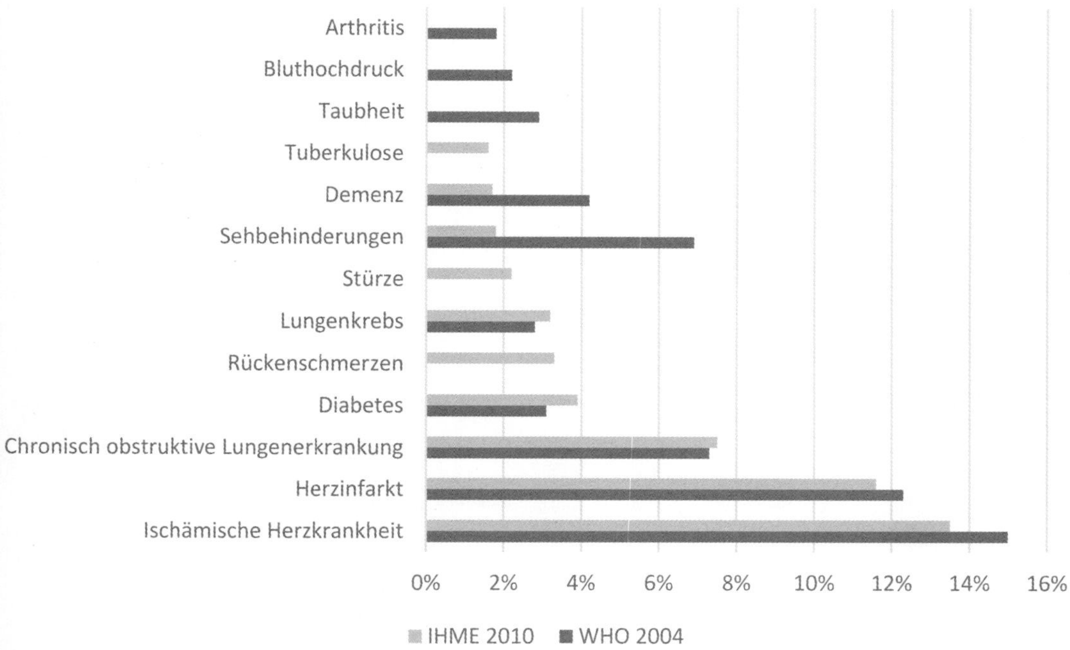

Welche der folgenden Aussagen ist/sind korrekt?

I. Etwa jedem achten über 60-Jährigen gingen laut WHO 2004 Lebensjahre durch einen Herzinfarkt verloren.
II. Der Großteil aller Lebensjahre, die über 60-Jährigen 2004 und 2010 laut IHME und WHO durch schlechte Gesundheit, Behinderung oder frühen Tod verloren gingen, waren auf eine ischämische Herzkrankheit zurückzuführen.
III. Die Zahl der Lebensjahre, die über 60-Jährigen laut WHO 2004 durch Demenz verloren gingen, war ca. 100 % größer als die der Lebensjahre, die sie durch Bluthochdruck verloren.

A) Jede der Aussagen.
B) Nur Aussage III.
C) Nur Aussagen II und III.
D) Nur Aussage II.
E) Nur Aussage I.

16. Durch den sogenannten Affordable Care Act (ACA) wurde in den USA das maximale Einkommen, mit dem man noch für den Bezug staatlicher Gesundheitsleistungen qualifiziert ist, heraufgesetzt. In der untenstehenden Grafik abgebildet ist der Prozentsatz des als Armutsschwelle bezeichneten Einkommens, den eine Familie einnehmen darf, um für die auf der x-Achse verzeichneten Personengruppen staatliche Gesundheitsleistungen zu erhalten, jeweils vor und nach dem ACA. Außerdem findet sich unter dem Prozentsatz der absoluten Betrag in US-Dollar.

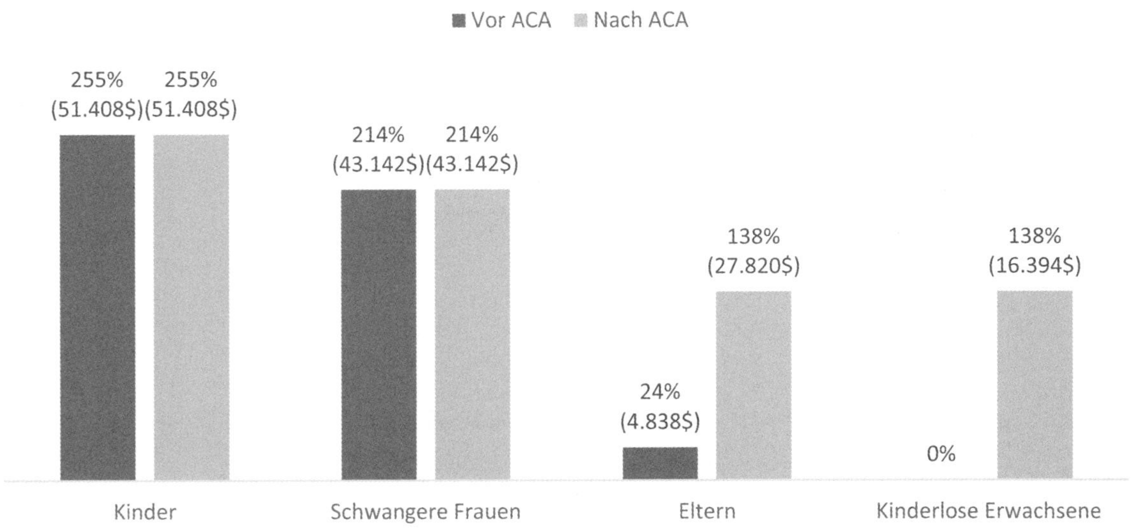

Welche Aussage lässt sich daraus NICHT ableiten?

A) Das maximale Einkommen für den Bezug der Leistungen für kinderlose Erwachsenen hat sich prozentual am meisten gesteigert.
B) Für Familien mit Kindern lag die Armutsschwelle vor und nach dem ACA bei 20.160 $.
C) Kinderlose Erwachsene waren vor dem ACA nicht bezugsberechtigt.
D) Wenn eine Familie mit Kindern nach dem ACA ein Einkommen zwischen 27.820 $ und 51.480 $ hatte, bekamen die Kinder staatliche Gesundheitsleistungen, jedoch nicht die Eltern.
E) Die Schwelle für den Bezug von Leistungen stieg für Eltern um 475 %.

17. Die Statistik zeigt die Anzahl der Auszubildenden in verschiedenen Krankenpflegeberufen in Krankenhäusern in Bayern, Baden-Württemberg und Nordrhein-Westfalen im Jahr 2017. Im gesamten Bundesgebiet gab es 2017 63.002 Auszubildende in der Gesundheits- und Krankenpflege, 6.944 in der Gesundheits- und Kinderkrankenpflege und 2.326 in der Krankenpflegehilfe. Die Aussagen beziehen sich auf die Auszubildenden in Deutschland.

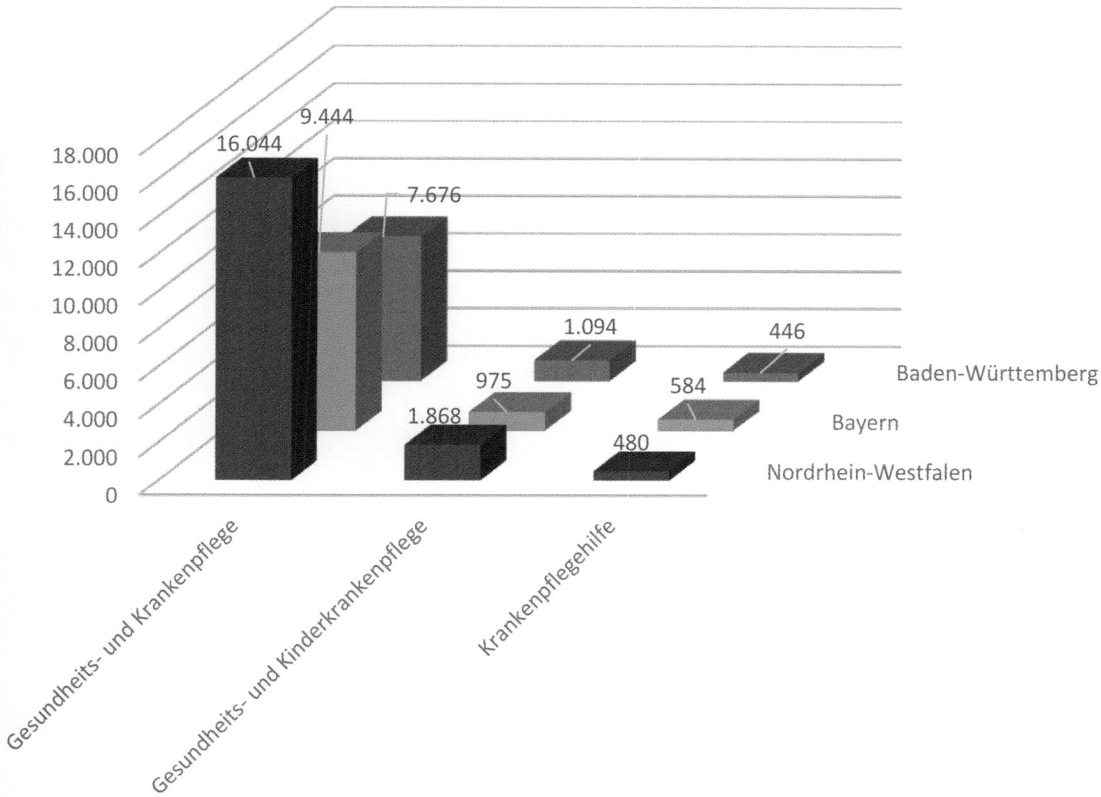

Welche der folgenden Aussagen ist/sind korrekt?

I. Im Jahr 2017 wurden ungefähr 25 % der Auszubildenden zum Gesundheits- und Krankenpfleger in Krankenhäusern in Nordrhein-Westfalen ausgebildet.
II. Etwa ein Siebtel der Auszubildenden in der Gesundheits- und Kinderkrankenpflege hat sich im Jahr 2017 in Bayern aufgehalten.
III. Die Hälfte der Auszubildenden zum Gesundheits- und Kinderkrankenpfleger befand sich im Jahr 2017 in Einrichtungen in einem der Bundesländer Nordrhein-Westfalen, Bayern oder Baden-Württemberg.

A) Jede der Aussagen.
B) Nur Aussage I.
C) Nur Aussagen I und III.
D) Nur Aussagen I und II.
E) Keine der Aussagen.

18. Das Diagramm zeigt die Ergebnisse einer Umfrage zu Beeinträchtigungen der Hörleistung. Abgebildet sind die Anteile der Befragten in verschiedenen Altersgruppen, die eine beeinträchtigte Hörleistung hatten. Dazu wurden im Jahr 2018 13.583, im Jahr 2015 13.775 und im Jahr 2012 13.922 Personen befragt.

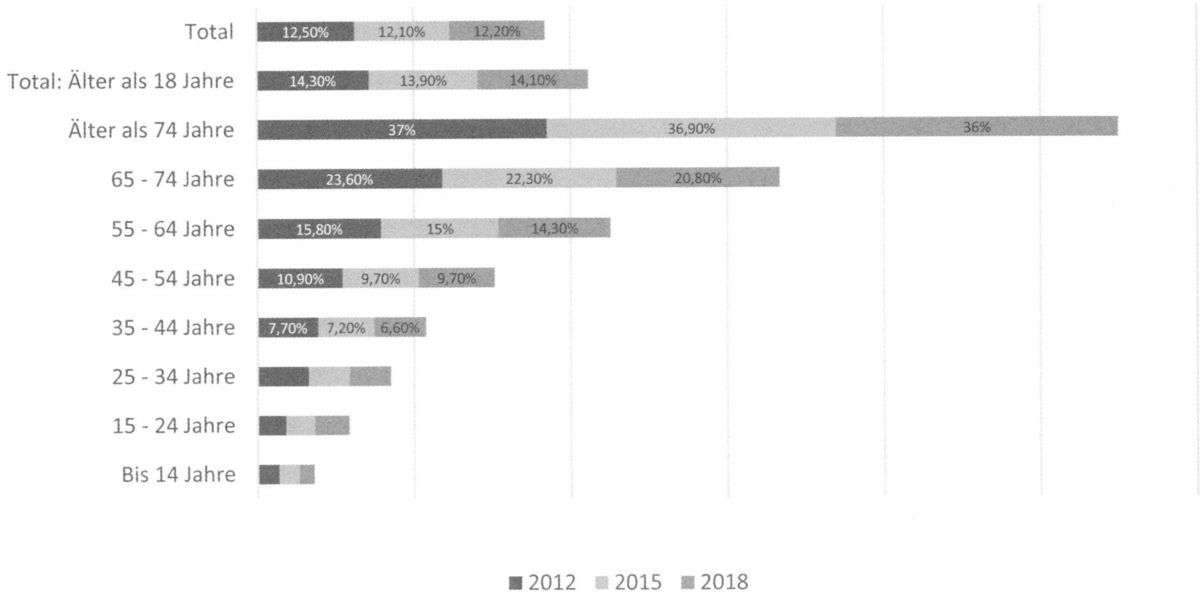

Welche der folgenden Aussagen ist/sind korrekt?

I. Befragte bis 18 Jahren waren in allen Erhebungsjahren unterdurchschnittlich oft von beeinträchtigter Hörleistung betroffen.
II. Insgesamt gaben etwas mehr als 20 Prozent der Befragten im Alter von 35–44 Jahren an, an einer Beeinträchtigung der Hörleistung zu leiden.
III. Die Zahl der befragten 45–54-Jährigen mit einer beeinträchtigten Hörleistung ist von 2015 auf 2018 gefallen.

A) Jede der Aussagen.
B) Nur Aussage I.
C) Nur Aussagen I und III.
D) Nur Aussagen I und II.
E) Keine der Aussagen.

19. Eine Studie untersuchte die Notfallausstattung von Basisgesundheitseinrichtungen (sog. Primary Healthcare Facilities, PHC) in der ägyptischen Stadt Alexandria. Nachfolgende Grafik zeigt, wie viel Prozent der Einrichtungen in Alexandria über die jeweilige Ausstattung verfügten.

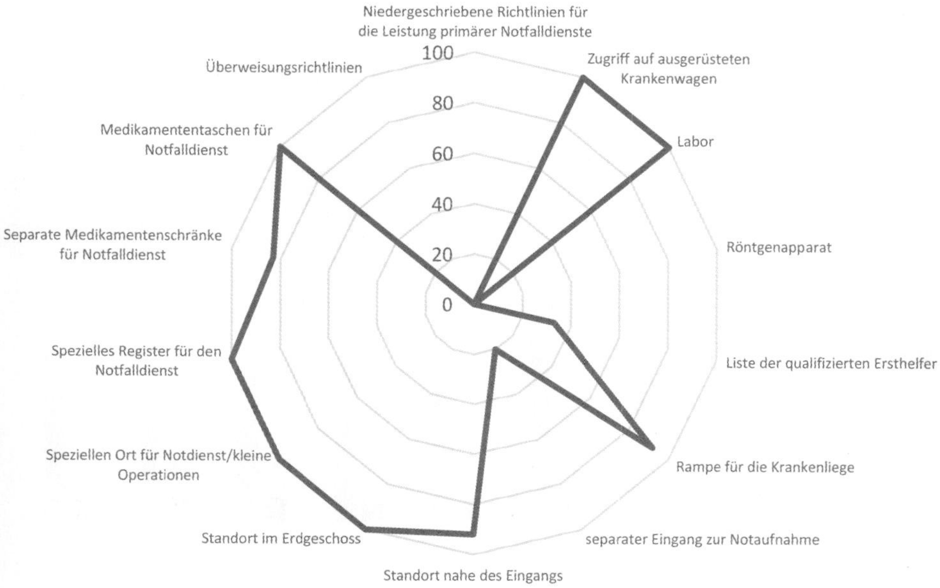

Welche Aussage ist NICHT korrekt?

A) Keine einzige der Einrichtungen verfügte über einen Röntgenapparat oder niedergeschriebene Erste-Hilfe-Anweisungen.
B) Bei dem Besuch einer zufälligen PHC besteht eine Wahrscheinlichkeit von 50 %, dass diese über eine Liste der qualifizierten Ersthelfer oder einen separaten Eingang zur Notaufnahme verfügt.
C) Besucht man eine beliebige PHC in Alexandria, kann man sich sicher sein, dass 3/7 der Notfallausstattung vorhanden sind.
D) Zwischen 10 % und 20 % der PHCs verfügen über einen separaten Eingang zur Notaufnahme und eine Rampe für die Krankenliege.
E) Man kann in jeder fünften PHC mit einem separaten Eingang zur Notaufnahme rechnen.

20. Die Statistik zeigt die Entwicklung der Kindersterblichkeit pro 1.000 Lebendgeburten von 2006 bis 2016 in den Niederlanden, in Nordkorea und in Südafrika. Mit Kindersterblichkeit sind alle Todesfälle vor dem Erreichen des 5. Lebensjahres gemeint.

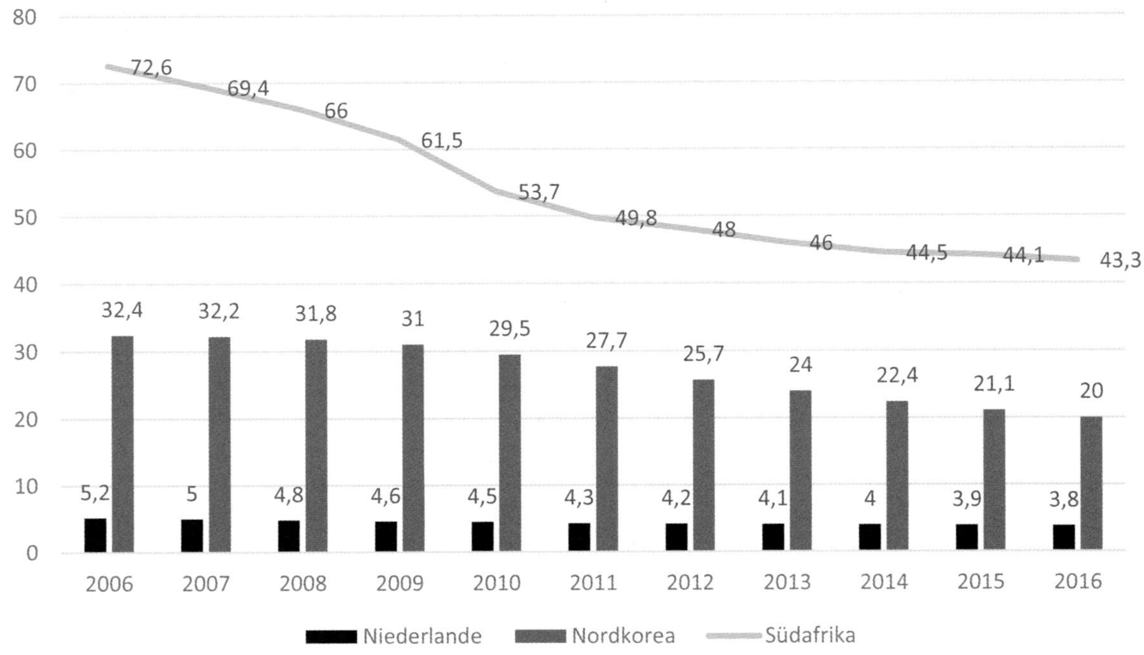

Welche der folgenden Aussagen ist korrekt?

A) Die Kindersterblichkeit pro 1.000 Lebendgeburten lag 2007 in Nordkorea genau 27,2 % über der der Niederlande.
B) Im Jahr 2006 sind in Südafrika 72.600 Kinder vor dem Erreichen des 5. Lebensjahres gestorben.
C) In den betrachteten Ländern erreichten im Betrachtungszeitraum mit jedem Jahr mehr Kinder das 5. Lebensjahr.
D) Der Anteil der Lebendgeborenen, der vor dem Erreichen des 5. Lebensjahres starb, sank im Betrachtungszeitraum in Südafrika um 1,7 Prozentpunkte mehr als in Nordkorea.
E) 2013 sind 74,1 Kinder pro 1.000 Lebendgeburten vor ihrem 5. Lebensjahr gestorben.

21. Unter chronisch-obstruktiven Lungenerkrankungen versteht man Krankheiten der Lunge, die mit einer Einschränkung der Atemstromstärke bzw. mit einer Erhöhung des Atemwegswiderstandes einhergehen. Sie können entweder medikamentös oder durch eine operative Lungenvolumenreduktion (OLVR) behandelt werden. Die Grafik bildet auf der y-Achse die Sterbewahrscheinlichkeit ab und auf der x-Achse die vergangenen Jahre seit dem Eingriff oder seit Start der medikamentösen Behandlung.

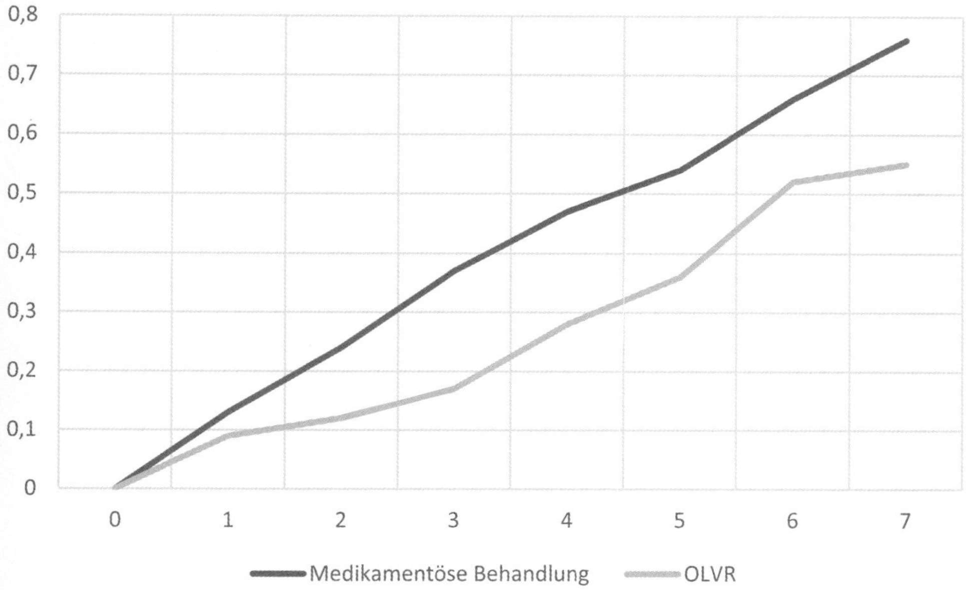

Was lässt sich aus der Grafik ableiten?

A) Eine OLVR senkt das Sterberisiko gegenüber einer medikamentösen Behandlung im betrachteten Zeitraum um durchschnittlich 60 %.
B) Nach vier Jahren waren ca. 28 % der Patienten mit OLVR und 47 % der Patienten mit medikamentöser Behandlung verstorben.
C) Im sechsten Jahr nach Beginn der medikamentösen Behandlung chronisch-obstruktiver Lungenerkrankungen sterben statistisch ca. 66 % der noch Überlebenden.
D) Die OLVR ist die bessere Behandlung.
E) Eine chronisch obstruktive Lungenerkrankung führt zu einer Erhöhung des Sterberisikos.

22. Die Statistik zeigt die Ergebnisse einer Umfrage zu bevorzugten Kontaktkanälen zur Krankenversicherung in Deutschland aus dem Jahr 2017. Insgesamt wurden 1.051 Personen ab 18 Jahren befragt. Dabei wurde folgende Frage gestellt: „Stellen Sie sich vor, Sie wollen Ihre Krankenversicherung mit einem Anliegen kontaktieren bzw. sich über Ihre Krankenversicherung informieren. Welche Kontaktkanäle würden Sie dafür bevorzugt nutzen?" Es handelte sich dabei um eine Online-Umfrage. Einige Krankenversicherungen wurden in der Statistik nicht berücksichtigt.

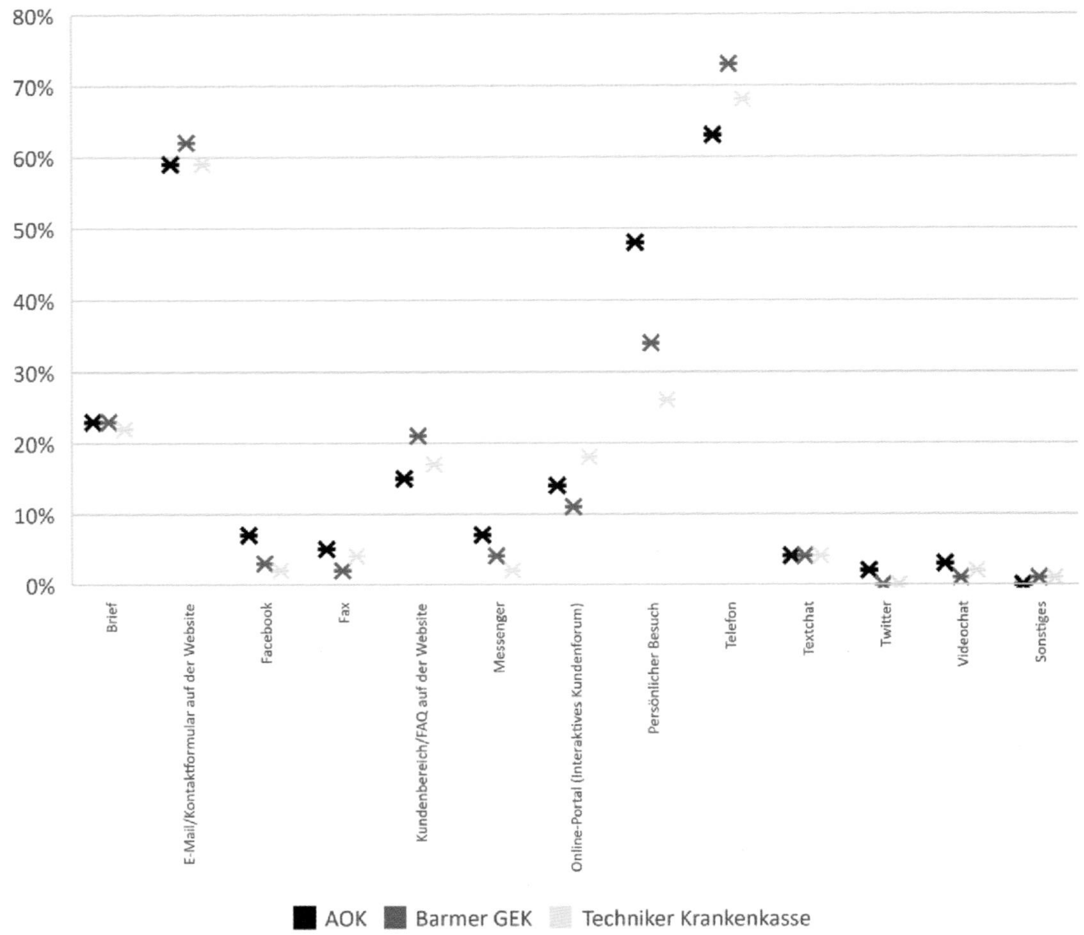

Welche der folgenden Aussagen ist korrekt?

A) Etwa 515 Befragte würden im Jahr 2017 bevorzugt einen persönlichen Besuch nutzen, um mit der AOK Kontakt aufzunehmen.
B) Die Kontaktkanäle Telefon, persönlicher Besuch und E-Mail/Kontaktformular auf der Website waren 2017 in Deutschland die drei beliebtesten Wege, um Krankenversicherungen zu kontaktieren.
C) Von den befragten AOK-Kunden wurden Facebook, Messenger, Twitter und Videochat häufiger präferiert als von Kunden der Barmer GEK oder der Techniker Krankenkasse.
D) Die Kunden der Barmer GEK kontaktierten ihre Krankenkasse im Jahr 2017 sechsmal lieber per Telefon als über ein Online-Portal (interaktives Kundenforum).
E) Im Jahr 2017 gaben etwa 59 Prozent der deutschen AOK-Kunden an, dass E-Mail/Kontaktformular auf der Webseite zu ihren bevorzugten Kontaktkanälen gehört.

23. Die folgende Grafik zeigt den Anteil, den Patienten unter 20 Jahren an den Einlieferungen in Krankenhäuser in ausgewählten Counties des Staates New York in den Jahren 1996 bis 2010 ausmachten.

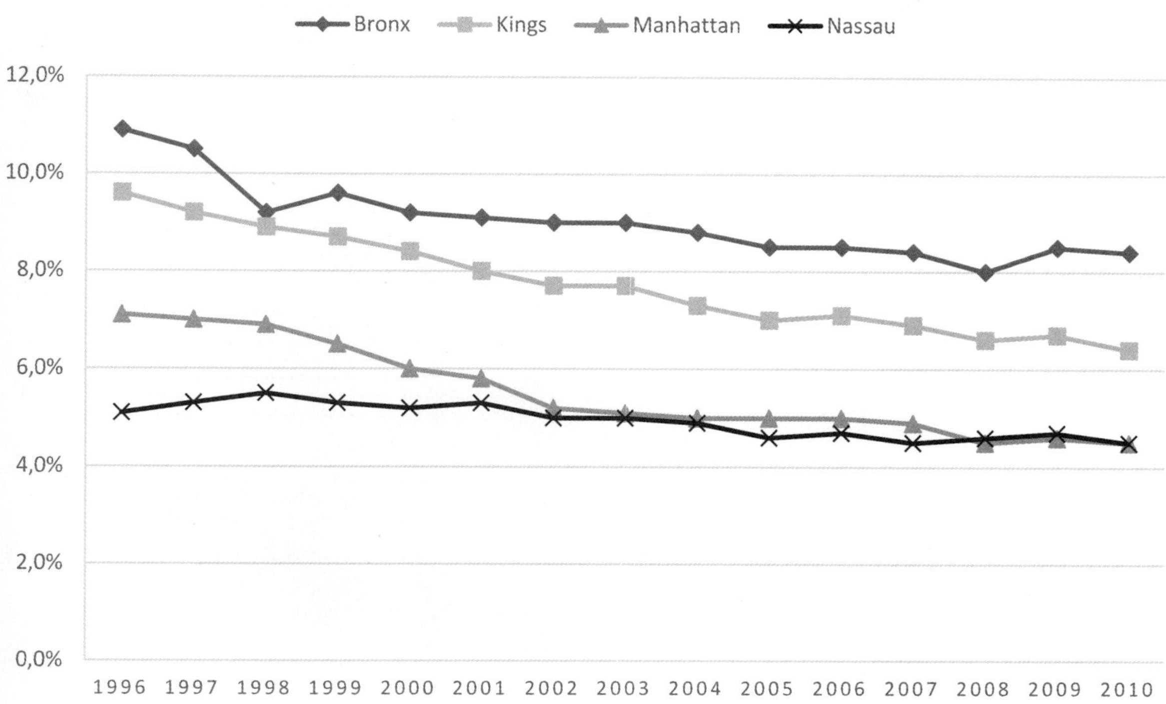

Was lässt sich NICHT ableiten?

A) Unter 20-Jährige machten an den Einlieferungen in allen betrachteten Counties 2010 weniger aus als 1996.
B) In der Bronx waren 2010 über 90 % der eingelieferten Patienten über 19 Jahre alt.
C) Der Anteil der unter 20-Jährigen an den Einlieferungen nahm in Kings zwischen 1996 und 2001 annähernd linear ab.
D) Die Krankenhauseinlieferungen von unter 20-Jährigen waren zwischen 1999 und 2004 in allen Counties rückläufig.
E) Trotz der geringsten Abnahme des Anteils Jugendlicher in Nassau machen unter 20-Jährige in den anderen betrachteten Counties 2010 nicht weniger an den Krankenhauseinlieferungen aus.

24. Das AB0-Blutgruppen-System wird am häufigsten verwendet, um die verschiedenen Blutgruppen zu unterscheiden. Zentral ist die Blutgruppe eines Menschen u. a. bei Bluttransfusionen. Die Blutgruppe 0 kann an alle Menschen gespendet werden, aber Menschen mit Gruppe 0 können auch nur dieses empfangen. Menschen mit Blutgruppe AB können alle Blutgruppen empfangen. A und B können nur Blut der eigenen Gruppe oder der Gruppe 0 empfangen. Zusätzlich muss noch der entweder positive oder negative Rhesusfaktor berücksichtigt werden, der bei einer Bluttransfusion bei beiden Patienten gleich sein muss. Abgebildet sind die Anteile der verschiedenen Blutgruppen in der deutschen Bevölkerung.

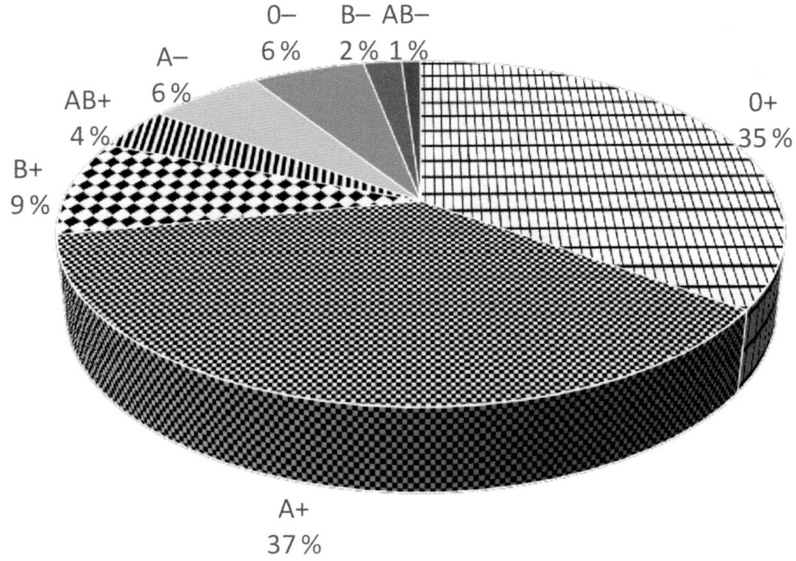

Welche der Aussagen sind zutreffend?

I. Aus 12 zufälligen Menschen könnten ca. 10 einem Menschen mit AB + Blut spenden.
II. Ein Mensch mit der Blutgruppe B – kann von den wenigsten Menschen Blutspenden erhalten.
III. Im Durchschnitt kommt eine Blutgruppe rund fünfmal so häufig mit positivem Rhesusfaktor vor wie mit negativem Rhesusfaktor.

A) Jede der Aussagen.
B) Keine der Aussagen.
C) Nur Aussagen I und III.
D) Nur Aussagen I und II.
E) Nur Aussage II.

KAPITEL

2 Lösungen

Übungsset 1

Übung	Lösung	Übung	Lösung	Übung	Lösung
1	E	9	D	17	D
2	D	10	B	18	A
3	E	11	C	19	E
4	D	12	E	20	C
5	A	13	C	21	D
6	E	14	B	22	A
7	E	15	E	23	A
8	C	16	B	24	D

Übungsset 2

Übung	Lösung	Übung	Lösung	Übung	Lösung
1	C	9	D	17	C
2	D	10	E	18	A
3	E	11	B	19	E
4	C	12	A	20	C
5	A	13	D	21	D
6	A	14	C	22	E
7	D	15	A	23	D
8	D	16	B	24	E

Übungsset 3

Übung	Lösung	Übung	Lösung	Übung	Lösung
1	B	9	D	17	B
2	A	10	D	18	B
3	B	11	B	19	E
4	B	12	A	20	E
5	B	13	B	21	D
6	B	14	A	22	B
7	E	15	B	23	C
8	E	16	B	24	C

Übungsset 4

Übung	Lösung	Übung	Lösung	Übung	Lösung
1	C	9	B	17	D
2	C	10	A	18	C
3	A	11	D	19	B
4	C	12	B	20	D
5	A	13	D	21	B
6	D	14	B	22	C
7	D	15	D	23	B
8	D	16	D	24	B

Übungsset 5

Übung	Lösung	Übung	Lösung	Übung	Lösung
1	E	**9**	B	**17**	D
2	E	**10**	C	**18**	A
3	C	**11**	A	**19**	E
4	E	**12**	E	**20**	A
5	C	**13**	C	**21**	E
6	B	**14**	D	**22**	D
7	D	**15**	E	**23**	A
8	E	**16**	D	**24**	B

Übungsset 6

Übung	Lösung	Übung	Lösung	Übung	Lösung
1	D	**9**	A	**17**	B
2	C	**10**	E	**18**	C
3	C	**11**	B	**19**	B
4	E	**12**	B	**20**	D
5	A	**13**	D	**21**	C
6	D	**14**	B	**22**	C
7	B	**15**	B	**23**	D
8	D	**16**	A	**24**	C

KAPITEL

3 Lösungshinweise

Zum Übungsset 1

1. Lösung: E
   Männer mit Symptomen nach Woche 30 + Frauen mit Symptomen nach Woche 30 = 4.057 + 4.002 = 8.059; 8.059/30 = 268,63.

2. Lösung: D
   Nur Verkehrsunfall und Frühgeburt sind 2011 unter den aufgelisteten Ursachen für weniger Tode verantwortlich, daher Platz 8 für Diabetes mellitus.

3. Lösung: E
   Es ist nur angegeben, welchen Anteil Frauen an allen Spielern dieser Spieleart ausmachen. Es sind keine Aussagen darüber möglich, welchen Anteil die Spielerinnen an allen Frauen ausmachen oder wie viele Spieler die jeweilige Spieleart hat. E) richtig, da bei Browser-Games lediglich 4 % mehr der Spieler männlich als weiblich sind, verglichen mit 20 % bei Online-Games.

4. Lösung: D
   Es lassen sich keine Aussagen über die gesamte Bevölkerung treffen, nur über die Befragten. Es lassen sich auch keine Aussagen darüber treffen, wie viel Angst die Menschen hatten. D) richtig, da die Balken für beide Jahre 35 % überschreiten.

5. Lösung: A
   Wie sich auf Anhieb im Diagramm erkennen lässt, ist die Steigerung von ca. 25 % auf ca. 40 % (= Steigerung um 60 %) die stärkste.

6. Lösung: E
   An der Unterteilung des horizontalen Balkens bei Geschlechtskrankheiten lässt sich erkennen, dass über 50 % der Befragten, die angaben, Angst vor Geschlechtskrankheiten zu haben, jünger als 30 Jahre waren.

7. Lösung: E
   Da die Summe der Anteile der Menschen, die für eine der drei Optionen gestimmt haben, über 100 % liegt, muss es Menschen geben, die für mehrere der Optionen gestimmt haben.

8. Lösung: C
   Der Balken für Vorbeugung durch wenig Alkohol trinken liegt bei Abiturienten unterhalb derer von Hauptschulabsolventen und Menschen mit mittlerem Schulabschluss.

9. Lösung: D
   Anteil 1991 × Behandelte 1991 – Anteil 2015 × Behandelte 2015
   = 0,47 × 451.000–0,34 × 502.000 = 41.290.

10. Lösung: B
    Salmonellose ist die einzige der betrachteten Krankheiten, bei der jeder Bereich des Balkens kleiner ist als der ihm vorausgehende.

11. Lösung: C
    Bei den Extremsurfern sind es im Schnitt ca. 20 %, die betroffen sind, bei den Normalsurfern 10 %. Zu B): Ihre Eltern gaben das an. Zu E): Bei den Normalsurfern leiden mehr an Kopfschmerzen und Schlappheit/Müdigkeit. Wenn viel mehr Eltern von Normalsurfern befragt wurden, kann es sein, dass dies den Vorsprung bei den Extremsurfern überwiegt.

12. Lösung: E
    Wie man in der Abbildung erkennen kann, haben US-Pharmaunternehmen in den Bereichen Neurologie und Infektionskrankheiten jeweils ungefähr 12,5 % der Gesamtinvestitionen erhalten.

13. Lösung: C
    Wenn sich die Gruppen, die eines der beiden Angebote nutzen, so wenig wie möglich überschneiden, dann muss es trotzdem noch (93 % + 9 %) – 100 % = 2 % geben, die beides nutzen.

14. Lösung: B
Zwischen 2016 und 2019 jedes Jahr + 13.

15. Lösung: E
Zu A): keine Prozentangaben. Zu B): Keine Aussagen über Alter unter 40 und über 90 möglich. Zu C): Da man sieht, dass die Werte der beiden unteren Kurven addiert teilweise Werte über dem Wert der oberen ergeben, weiß man, dass es auch Patienten geben kann, die beides machen lassen. Also kann es auch sein, dass von den 14,1 mit Prostatektomie 5 auch noch eine Strahlentherapie machen. Zu D): Wie in C), Gruppen können Teilmengen voneinander sein, daher könnte es 33,7 Personen geben, die nichts von beidem machen ließen. Zu E): Richtige Antwort. Da 16 + 25,7 = 41,7 → 4,5 höher als 31,2, also müssen mindestens so viele beides gemacht haben lassen.

16. Lösung: B
Legt man die Rechtecke, welche die Geldbeträge darstellen, gedanklich nebeneinander, so lassen sich die Aussagen evaluieren.

17. Lösung: D
Da die Steigung der Kurve für nichtmedizinische Zwecke größer ist als die der Kurve für medizinische Zwecke, erkennt man direkt, dass der Umsatz mit Cannabis für nichtmedizinische Zwecke absolut mehr zulegt. Die relative Steigerung erhält man durch die Rechnung: Wert des betrachteten Jahres/Wert des Vorjahres. In dieser Aufgabe lässt sich bereits durch grobes Überschlagen im Kopf schnell feststellen, dass auch die relative Steigerung bei nichtmedizinischem Cannabis höher ist.

18. Lösung: A
Alle drei sind nicht ableitbar. Zu I.: Wir kennen die Ausgangsgröße der Eizelle nicht und haben somit keinen Basiswert, mit dem man die durchschnittliche Wachstumsrate berechnen könnte. Zu II.: Da sich im betrachteten Zeitraum das Messverfahren ändert, ist die Aussage nicht richtig. Zu III.: Es ist nicht gesagt, dass die Wochen 39–41 die letzten Schwangerschaftswochen sind.

19. Lösung: E
Da hier die häufigsten diagnostischen Maßnahmen in deutschen Krankenhäusern im Jahr 2017 abgebildet sind, müssen die 3 am wenigsten durchgeführten diagnostischen Maßnahmen, die hier nicht abgebildet sind, jeweils weniger oft durchgeführt worden sein als die am wenigsten durchgeführte aus der Tabelle (260.700-mal). Die 3 am wenigsten durchgeführten diagnostischen Maßnahmen können also maximal (260.700–1) × 3 = 782.097-mal durchgeführt worden sein. Das ist weniger als die 843.944 Transarteriellen Linksherz-Katheteruntersuchungen.

20. Lösung: C
Da 13 % nicht versichert sind, bleiben als Gesamtheit der Versicherten, nach der hier gefragt ist, lediglich 87 % der Bevölkerung Louisianas. Und 11 % von 87 % sind ca. 1/8 = 12,5 %.

21. Lösung: D
Die Aussage schließt auch Schilddrüsenerkrankungen ein und da 10 % der Befragten eine solche hatten und 0,1 × 2.550 = 255, ist die Aussage richtig.

22. Lösung: A
Da es sich bei den Kurven nur um die prozentuale Abweichung zwischen 1994 (100 %) handelt, sind keine Aussagen über Anzahl AU-Fälle oder AU-Tage möglich. Eine Steigerung von 109,2 % ist 21,2 Prozentpunkte höher als eine Steigerung um 88 %.

23. Lösung: A
Nimmt man zu den Personen ab 35 auch die jüngeren hinzu, so sinkt in jedem Jahr der Prozentwert. Diese Veränderung nach unten bedeutet, dass der Anteil derer, die an Hautkrebs-Screenings teilnehmen in der hinzugenommenen Gruppe geringer ist.

24. Lösung: D
RNA-Kopien: 1'E + 06 = 10^6 = 1.000.000; 1.000.000/ml = 1.000.000/1.000 mm^3 = 1.000/mm^3 → 1.000 Kopien pro mm^3. $CD4^+$ T-Lymphozyten: → 1.000 Zellen pro mm^3.

Zum Übungsset 2

1. Lösung: C
   Kurve für Menschen mit Mittelschulabschluss verläuft über den anderen.

2. Lösung: D
   Da 40 % davon ausgehen, tun es 60 % nicht.

3. Lösung: E
   Summiert man die Todeszahlen von Durchfallerkrankungen, Tuberkulose und Malaria und vergleicht das Ergebnis mit der Todeszahl von unterer Atemwegsinfektion, so sieht man, dass Letztere höher ist.

4. Lösung: C
   Nur II. ist falsch, da nur 177 Unternehmen befragt wurden, über deren Branchen wir zudem nichts wissen.
   Dass die Meinungen auseinandergehen, scheint auf den ersten Blick zu stimmen, jedoch ist diese Aussage zu allgemein gehalten. Wir wissen nicht, inwiefern die Meinungen auseinandergehen oder was dies überhaupt genau bedeuten soll. Wir haben lediglich Informationen darüber, wie viele der Befragten Verbraucher und Unternehmen den jeweiligen Punkt als besonders wichtig eingeordnet haben.

5. Lösung: A
   Malaria und Tuberkulose lassen sich aufgrund ihrer geringen Abnahme bzw. Zunahme direkt ausschließen. Bei den anderen sind die Abnahmen HIV: 85/1.187 ≈ 1/14; Durchfall: 22/167 ≈ 1/8; Kinetoplastid: 11/142 ≈ 1/13
   → Durchfall relativ klar am meisten abgenommen.

6. Lösung: A
   Eine umgekehrte Proportionalität würde bedeuten, dass bei einer Steigerung der einen Kurve um x%, die andere um 1–1/(1 + x) sinken würde.

7. Lösung: D
   Dieselbe Gruppe Menschen und kaum Veränderung im Anteil chronisch Kranker.

8. Lösung: D
   43/120 = 0,36; 3/30 = 0,1 → 0,36/0,1 = 3,6 → 2,6-mal häufiger.

9. Lösung: D
   46,4 ist mehr als doppelt so groß wie 18 und daher über 100 % größer.

10. Lösung: E
    Zu I.: Schwelle bei 15-Jährigen ca. 21 %, 21 % × 1,1 ≈ 23 % = Schwelle bei 10-Jährigen. Zu III.: 21,5/64,5 = 1/3 = 33,33 %. Mit 33,33 % liegt eine 18-Jährige im Bereich „zu viel Fett".

11. Lösung: B
    Die Umrechnung auf Tage pro 1.000 Mitglieder spielt in diesem Fall keine Rolle, da das Verhältnis zwischen den Krankheitstagen von Männern und Frauen dem echten entspricht. Frauen liegen in dem Fall bei ca. 50 und Männer bei 25.

12. Lösung: A
    Da 3 % unter 5.490 g und 3 % über 8.480 g wiegen, liegen 94 % dazwischen.

13. Lösung: D
    51,9/1.000.000 ist angegeben. Beides durch 50 teilen und man landet ca. bei 1/20.000.

14. Lösung: C
    Zwar konnten sich unter Männern knapp 10 % mehr vorstellen, in die Forschung zu gehen, jedoch gab es deutlich mehr weibliche Medizinstudierende.
    80.000 × 0,7 = 56.000; 56.000 Frauen × 0,2 = 11.200; 24.000 Männer × 0,3 = 7.200.

15. Lösung: A
    Auswahl durch Hochschule bei über 50 %, Abiturnote und Wartezeit jeweils bei unter 20 %.

16. Lösung: B
Es kann in einigen wenigen Haushalten sehr viele Kleintiere geben und die Ziervögel könnten gut verteilt sein.

17. Lösung: C
Da hier nur Daten von Pflegebedürftigen gegeben sind und diese auch nur in Altersgruppen, lässt sich nichts über Lebenserwartungen sagen.

18. Lösung: A
Bis 15 Minuten ca. 33 %, bis 60 Minuten ca. 17 %. Also mussten doppelt so viele bis 15 Minuten warten.

19. Lösung: E
Betrachtet man die Kurve der Arbeitgeber, so sieht man, dass hier eine Steigerung um ungefähr 50 % stattgefunden hat. Das bedeutet, die privaten Haushalte hätten ihre Ausgaben von ca. 33 Milliarden auf ca. 49,5 Milliarden steigern müssen, um relativ gesehen gleich stark zuzulegen. Man kann erkennen, dass dies nicht der Fall ist.

20. Lösung: C
10 × 185 + 10 × 105 = 2.900, da über 10 Jahre hinweg im Schnitt so viele erkrankt sind.

21. Lösung: D
Da nur übliche Verläufe dargestellt sind, kann man keine generelle Aussage über die Möglichkeit einer Heilung treffen. Außerdem kann aus der Grafik keine Information über die Stärke der Symptome gezogen werden.

22. Lösung: E
Da Team X bei der Organisation der Pflege bereits 50 % des Optimums erreicht hat, ist noch eine Verdopplung oder Steigerung um 100 % nötig, um auf 100 % zu kommen. Da nur der Mittelwert der anderen Teams gegeben ist, kann man nichts über die Zahl der Teams sagen, die über dem Mittelwert oder darunter liegen. Denn wenige starke Abweichungen können den Mittelwert bereits stark in eine Richtung verändern.

23. Lösung: D
457.474/417.137 = 1,0967. Da die Statistik nur Aussagen über die Neuerkrankungen macht, können keine Aussagen über die absoluten Zahlen der Erkrankten gefällt werden. Man weiß zudem nicht, welche Krebsarten unter „Andere“ zusammengefasst werden und ob diese geschlechtsspezifisch sind.

24. Lösung: E
0,18 × 300 Milliarden + 0,27 × 150 Milliarden = 94,5 Milliarden. Zu II.: 0,28 × 300 + 0,41 × 150 = 145,5 Milliarden. Das neue Marktvolumen 2022 ist 450 Milliarden, also 145,5/450 ≈ 1/3.

Zum Übungsset 3

1. Lösung: B
   2011 auf 2012 ungefähr von 150 auf 175 Milliarden US-$ und 2018 auf 2019 von 295 auf 320 Milliarden US-$.

2. Lösung: A
   Abgebildet sind nur die Top 10 der Biopharmazeutika.

3. Lösung: B
   Da 99 % der bezugsberechtigten Kinder die Leistungen auch tatsächlich in Anspruch nehmen, ist hier der Anteil derjenigen, die sich die Leistungen trotz Berechtigung entgehen lassen, in Louisiana am kleinsten.

4. Lösung: B
   1 – (2,88/23,2)/(1,45/16,8) = 0,438.

5. Lösung: B
   101.779/121.314 = 0,84.

6. Lösung: B
   Die Aussage bezieht sich nicht auf die Opiat-Toten und kann deshalb nicht abgeleitet werden.

7. Lösung: E
   2013 betrug die Größe des Gesamtmarkts ca. 400 Mio. US-$. 2014 sind es ca. 430 Mio. US-$ und 2015 ca. 500 Mio. US-$. Das macht zusammen ca. 1,33 Milliarden US-$.

8. Lösung: E
   Links 281/338 = 0,83; Rechts 119/149 = 0,8.

9. Lösung: D
   1 – (4.769.984/4.927.122) < 1 – (4.143.051/4.425.648).

10. Lösung: D
    I. und II. können direkt durch Ablesen der Werte verifiziert werden. Zu III.: 98 Personen × 0,14 = 13,72 ≈ 14.

11. Lösung: B
    Ca. 22 pro 10.000 US-Amerikaner erkranken jährlich an AML, also 2,2 pro 1.000.

12. Lösung: A
    Zu I.: Nur vereinzelte Werte gegeben, keine Aussage über Stetigkeit möglich. Zu II.: Eine so generelle Aussage lässt sich mit den gegebenen Daten nicht verifizieren. Zu III.: (59,6/51,4) – 1 = 15,95 %; (267,2/237,7) – 1 = 12,41 % keine Übereinstimmung.

13. Lösung: B
    Im Diagramm sind zwar nicht alle Opiate abgebildet, jedoch besagt der Einleitungstext, dass die Opiate, die am häufigsten für tödliche Überdosierungen verantwortlich sind, abgebildet sind. Und da 2016 Fentanyl unter den häufigsten das häufigste Opiat ist, kann man die Aussage als korrekt werten.

14. Lösung: A
    Zu I.: Wenn man betrachtet, wo der oberste Balken endet, so erkennt man, dass es ungefähr 210.000 vermeidbare Krebsfälle gab. 15 % davon würden also ungefähr 31.500 entsprechen. Summiert man Umweltfaktoren, Alkohol und Infektionskrankheiten grob zusammen, erkennt man schnell, dass dies passt.

15. Lösung: B
    66,67 % entspricht 4 von 6 der Kategorien, und die Schlauchmagen-Bildung erreicht in 4 Kategorien die maximale Punktzahl von 100.

16. Lösung: B
I. und II. lassen sich mit folgender Rechnung beantworten: Anzahl 2013 = (Anzahl 2017/ Anteil 2017) – Anzahl 2017. Zu II.: Also (20.807/0,52) – 20.807 = 19.206 ≠ 61.500. Zu III.: Korrekt, da 2017 in allen Bereichen bei über 50 % liegt.

17. Lösung: B
Zwar war relativ die Steigerung des Umsatzes ungefähr doppelt so groß, absolut aber nicht.

18. Lösung: B
Zu beachten ist, dass man sich an der rechten Y-Achse orientieren muss und die horizontalen Hilfslinien für die linke Y-Achse sind. Ca. 25 % in 1995;
25 × (1–0,4) = 15. 15 % entspricht dem Anteil 2005.

19. Lösung: E
Da ein Anstieg des Phase II-Balkens um ca. 30 erfolgt, ist diese Aussage korrekt. Zu B) und D): Hier sind nur die späten Phasen der Entwicklung dargestellt.

20. Lösung: E
Da Platz 2 (China) bereits Platz 3 (USA) um mehr als 37 Millionen übertrifft, werden auch Platz 4, 5, ..., 100 um mehr als 37 Millionen übertroffen.

21. Lösung: D
II. 1.200 × 0,22 = 264; III. 15 % < Durchschnitt von 22 %.

22. Lösung: B
Da es sich immer nur um die Veränderung der jeweiligen Suizidrate handelt, können keine Aussagen über deren absolute Höhen getroffen werden.
B) korrekt, weil 1 × 0,91 × 1,01 × 1 × 0,97 = 0,89.

23. Lösung: C
Anstatt alles zu summieren, hilft es bei dieser Aufgabe, sich bildlich den Durchschnitt der Kurven vorzustellen. Legt man also gedanklich jeweils eine horizontale Gerade durch die Kurven, um den Durchschnitt zu markieren, so kommt man zu dem Schluss, dass Frauen im Durchschnitt pro Hauptdiagnose eine größere Anzahl haben und damit auch summiert mehr.

24. Lösung: C
(1.222.241–981.269)/(2016–2001) = 16.065 ≈ 16.000.

Zum Übungsset 4

1. Lösung: C
   Der Anteil weiblicher Patienten liegt bei jeder der Operationen bei über 85 %.

2. Lösung: C
   Zwar wurden die ca. 900 veröffentlichten Publikationen ca. 9.000-mal zitiert. 9.000/900 = 10. Jedoch können einzelne wesentlich häufiger als 10-mal zitiert worden sein, und manche auch gar nicht.

3. Lösung: A
   Zu I.: Korrekt, da bei Darmbeschwerden und bei Kosten weniger Punkte als bei den anderen erreicht wurden. Zu II.: Bei Sexualfunktion die wenigsten und bei Harnwegsbeschwerden die meisten Punkte. Zu III.: Selbst ohne exakt zu summieren stellt man fest, dass Brachytherapie die meisten Punkte hat, da sie überall ähnlich zu den anderen punktet und bei den Kosten klar führt.

4. Lösung: C
   Das Diagramm bezieht sich auf die Hochrechnung, nicht auf die initial Befragten. Wir wissen streng genommen nicht, wie die Hochrechnung erfolgt ist.
   Praktisch keine Differenz beim Anteil, aber es wird angenommen, dass es 360.000 mehr Deutsche über 14 gab, auf die hochgerechnet wurde. Also 360.000 × 0,15 = 54.000.

5. Lösung: A
   Da Chirurg A bei den Magenbypass-OPs die höchste Punktzahl in Bezug auf Kosten und BMI-Veränderung aufweist, ist er die beste Wahl, wenn man nur auf diese zwei Aspekte wert legt. Dasselbe gilt für Chirurg B bei Schlauchmagen-Bildungen.

6. Lösung: D
   Über 50 % sind dafür, also die Mehrheit.

7. Lösung: D
   Zu I.: Über das Risiko lassen sich hier keine zweifelsfreien Aussagen treffen. Zu II.: Über das Risiko, eine Sucht zu entwickeln, kann man anhand der Aufgabenstellung und Daten keine Aussage treffen. Zu III.: Auch über die Häufigkeit des Konsums kann man hier keine Aussage treffen.

8. Lösung: D
   Wir wissen nur, dass mehr Menschen pro 100.000 Einwohner sterben. Da keine Angaben über die Bevölkerungsentwicklung gemacht werden, lässt sich nicht bestimmen, ob es nicht zu einem Bevölkerungsrückgang und somit zu insgesamt weniger Toden kam.

9. Lösung: B
   Die Zufriedenen machten in beiden Altersgruppen ca. 37 % aus.

10. Lösung: A
    Über 50 %, also mehr als die Hälfte.

11. Lösung: D
    220,6 × 1,02 = 225. 225 × 1,02 = 230. 220,6 × 1,024 = 239.

12. Lösung: B
    Endoskopie-Umsätze wachsen zwischen 2016 und 2022 laut Prognose von 15 Mrd. US-$ auf 25 Mrd. US-$. Das entspricht einer Steigerung um 66 %, wohingegen die Umsätze mit Medikamentenlieferungen von 19 Mrd. US-$ auf 25 Mrd. US-$ steigen und damit nur eine Steigerung von 32 % aufweisen.

13. Lösung: D
    Da ca. 7 % der FPS-Spieler weiblich sind, sind 93 % männlich. 93/7 ≈ 13. 13-mal so viele heißt 1.300 % der Anzahl weiblicher Spieler → 1.200 % mehr. Es werden keine Aussagen über die absoluten Anzahlen der Spielerinnen gemacht und Family/Farm Sim und Match 3 sind nur unter den genannten die einzigen, in denen Frauen überwiegen.

14. Lösung: B
95 % der Patienten lebten nach 3 Monaten noch, aber nur 87,5 % ohne Fortschritt der Krankheit, also 7,5 % mit Fortschritt.

15. Lösung: D
Es sind nur überdurchschnittlich viele Behinderte Medicaid-Mitglieder. Behinderte können auch auf die staatliche Fürsorge verzichten und z. B. nur privat finanzierte Behandlungen in Anspruch nehmen.

16. Lösung: D
Egal, wann die Personen befragt wurden, der Zeitraum zwischen 21.12.2016 und 23.11.2017 liegt bei allen in den letzten 12 Monaten. Da 10 % in den letzten 12 Monaten keine der Aktionen durchgeführt haben, haben sie dies auch im Juni nicht getan.

17. Lösung: D
1/13 = 0,769. Für diese und viele weitere Aufgaben ist es sinnvoll, einige 1/x Werte auswendig zu kennen.

18. Lösung: C
Hier darf man nicht den Fehler machen, die Steigung von 0 auf 8 vom Jahr 2013 auf 2014 als größte relative Steigung zu identifizieren. Denn egal womit man 0 multipliziert, es bleibt 0. Daher lässt sich keine relative Steigung von 0 aus berechnen. Es ist demnach die Steigung 1 auf 2 (100 %) vom Jahr 2009 auf 2010.

19. Lösung: B
Zu I.: 14,40 % ist der Anteil, den beim Augenarzt abgerechnete Privatleistungen an allen Privatleistungen ausmachen. Zu II.: Keine Aussage über deutsche Bevölkerung möglich. Zu III.: 9,3 % der Befragten gaben an, dass die Privatleistung, die sie in Anspruch genommen haben, bei einem Hautarzt in Rechnung gestellt wurde. Das heißt mindestens 9,3 % waren auch schon einmal bei einem Hautarzt.

20. Lösung: D
Da 2009 die unter 20-Jährigen in anderen Counties nur 2,75 % der Gallenstein-Betroffenen ausmachen, machen die über 19-Jährigen 97,25 % aus, was deutlich über 2,5 % liegt.

21. Lösung: B
Nur weil die Abweichung zur Kontrollgruppe größer ist, bedeutet dies nicht, dass auch absolut mehr Menschen an Krebs sterben.

22. Lösung: C
24 % zu Hause, allein durch Angehörige. Insgesamt 73 % (24 % + 49 %) zu Hause. 24 %/73 % ≈ 1/3.

23. Lösung: B
Zu I.: 110-mal häufiger = X × 111. Zu II.: 1.501/(1.501 + 241 + 131 + 62 + 55) = 0,754.
Zu III.: In der Aufgabe geht es nur um Operationen an Patienten mit den Hauptdiagnosen psychische Störungen oder Verhaltensstörung durch Alkohol.

24. Lösung: B
12.180 Inhaber/8.478 Praxen = 1,44 Inhaber/Praxis.

Zum Übungsset 5

1. Lösung: E
   Zu I.: Bei Medikament B liegt der Punkt, an dem die obere Kurve abflacht, am weitesten rechts. Zu II.: Die Punkte, an denen die obere Kurve abflacht und die untere auf über 10 % steigt, liegen bei Medikament B am nächsten beieinander. Zu III.: Die untere Kurve steigt bei Medikament C am frühesten und am stärksten.

2. Lösung: E
   2016–2002 = 14; 11,3 + (14 × 1) = 25,3. 11,3 + (14 × 1,5) = 32,3. Jährlicher Zuwachs muss also zwischen 1 und 1,5 Milliarden liegen.

3. Lösung: C
   Unter 50 Menschen, die an Opiatüberdosis gestorben sind, waren etwas mehr als 7, die an einer Heroinüberdosis gestorben sind. Diese Menschen müssen aber nicht notwendigerweise heroinsüchtig gewesen sein.

4. Lösung: E
   Zu II.: Nicht generell richtig. Der Schritt von Nichtraucher zu Raucher erhöht die Todeszahlen in anderen Bodymass-Gruppen mehr.

5. Lösung: C
   Zu I.: Die Bälle sind optisch recht deutlich in zwei Gruppen getrennt, eine oberhalb und eine unterhalb des Durchschnitts. Es lässt sich daher erkennen, dass der Schnitt ungefähr bei 9.000 liegen muss und 2012–2014 deshalb unterhalb des Durchschnitts liegen. Zu II.: Wenn die 2014–2017 Transportierten mehr als die Hälfte ausmachen, dann müsste die Summe der Transportierten 2014–2017 größer sein als die Summe der 2010–2013 Transportierten. Da die Kugeln der Gruppe 2014–2017 im Schnitt viel höher liegen und damit größere Werte haben, kann man diese Aussage bestätigen. Zu III.: Keine Aussage über Unfälle möglich.

6. Lösung: B
   Zu I.: Medizinische Exposition macht ein Fünftel (20 %) an der gesamten Belastung durch ionisierende Strahlung aus, nicht an der durch künstlich erzeugte Strahlung.

7. Lösung: D
   Zu I.: 50 % ist nicht 25 % größer als 25 %, sondern 100 % größer. Zu II.: Über 50 %, also mindestens die Hälfte. Zu III.: Das ist nur die ungefähre Differenz in der Gruppe der Befragten, die Aussage bezieht sich aber nicht nur auf die Befragten.

8. Lösung: E
   Zu I.: 0,36 × 2.092 + 0,26 × 2.092 = 1.297 > 1.250. Zu II.: „Fast niemand" ist eine zu ungenaue Behauptung, um sie validieren zu können. Auch die geringen Prozentzahlen wären im Zweifel nur für die Befragten gültig. Zu III.: 26 % der Befragten ≈ Anzahl Befragte/4, also korrekt.

9. Lösung: B
   80 % der LPL/WM-Kranken reagierten auf die Idealisib-Behandlung, aber nur 47 % der MZL-Kranken. 80 %/47 % ≈ 1,7.

10. Lösung: C
    Man sieht, dass viele Größenklassen bei der Zahl der Krankenhäuser von 2011 auf 2014 deutlich geschrumpft sind und nur 3 Größenklassen leicht gewachsen sind. Man kann also durch reines Betrachten feststellen, dass es 2014 insgesamt weniger Krankenhäuser gab. Da der Anteil, den Krankenhäuser mit 400–499 Betten ausmachen, folgendermaßen berechnet wird: Krankenhäuser mit 400–499 Betten (gestiegen)/Krankenhäuser insgesamt (gesunken), weiß man, dass der Anteil größer geworden ist.

11. Lösung: A
    Zu I.: Bekannt ist nur die Verteilung, nicht die Höhe der Ausgaben. Daher ist diese Aussage nicht als korrekt zu identifizieren. Zu II.: Hier gilt dasselbe, nur weil der Anteil gesunken ist, bedeutet das nicht, dass die Ausgaben gesunken sind. Zu III.: Korrekt, da ein größerer Anteil an den gesamten Ausgaben auch mehr Ausgaben bedeutet.

12. Lösung: E
Es gibt einen Zusammenhang. Je höher ein Jahr in der Pyramide, desto höher die Ausgaben.

13. Lösung: C
Zu I.: Kann durch Betrachten der Werte als korrekt identifiziert werden. Zu II.: Werte sind laut Aufgabentext gerundet. Zu III.: Wie oft was vorkommt, wird hier nicht dargestellt, es geht nur um Hauptdiagnosen.

14. Lösung: D
Nur I., da die Langzeitlinie in jeder Dimension weiter außen liegt als die Vor-RT-Linie. Ob die Lebensqualität stetig zunimmt, wissen wir nicht, da wir nur Momentaufnahmen haben. Außerdem ist Wiederherstellung in Bezug auf die physische Funktionsfähigkeit zu allgemein formuliert, um eine Aussage darüber zu treffen. Es ist nicht klar, ob eine Punktzahl von 80 als wiederhergestellt gewertet wird und was das Level vor der Erkrankung war.

15. Lösung: E
Die Differenz von jedem Land zu jedem beliebigen anderen Land ist 2016 geringer als 1990. Daher kann man von Annäherung sprechen.

16. Lösung: D
2002 ca. 500 Überdosen ohne Opiateinwirkung und 1.500 mit bzw. 300 % der Überdosen ohne Opiateinwirkung. 2012 ca. 1.000 Überdosen ohne Opiateinwirkung und 5.500 mit Opiateinwirkung. Das heißt, 550 % der Überdosen ohne Opiateinwirkung. 550 % (2015)/300 % (2002) = 1,83 → Steigerung um 83 %.

17. Lösung: D
397 Mio. zusätzliche Verschreibungen aufgrund veränderter Pro-Kopf-Verschreibungen gehen auf das Konto der 26–64-Jährigen. Insgesamt sind es 402 Mio. 397 Mio./402 Mio. = 0,99.

18. Lösung: A
Zu I.: 25 %, d. h. jeder Vierte liegt darüber, also korrekt. Zu II.: Ein Fünftel, d. h. 20 %, da der Anteil von 2 und 1 Tag Sport zusammen ungefähr 20 % ergeben, also korrekt. Zu III.: Der Anteil derjenigen, die 7 Tage Sport gemacht haben, lag unter 5 %. 731 × 0,05 = 36,55. Also muss die Anzahl Personen unter 36,55 und damit auch unter 37 liegen.

19. Lösung: E
Die beiden Enden des Spektrums sind „Täglich“ und „Seltener“. Diese Gruppen haben die größten Anteile.

20. Lösung: A
Sein letztjähriger Schnitt kann irgendwo zwischen dem besten und dem schlechtesten Monat des letzten Jahres liegen. Deshalb hat er es in qualitativer Hinsicht auch im Durchschnitt sicher übertroffen und könnte es bei den Schmerzen am meisten oder wenigsten getan haben.

21. Lösung: E
Zu I.: 145,3 (Lesotho)/71,2 (Weißrussland) = 2,04, also 100 % höher. Zu II.: 118,4 (Russland)/62,2 (Kasachstan) = 1,9, also mehr als 90 % höher. Zu III.: Wir kennen nur die Sterberaten, nicht die absoluten Zahlen, die wir vergleichen müssten.

22. Lösung: D
Von 105 in 1975 auf 70 im Jahr 2000 entspricht einer Abnahme um 33 %.

23. Lösung: A
Am einfachsten ist es, das Wundmanagement zu betrachten. Hier machen Ärzte und Krankenschwestern jeweils 50 % am geschulten Personal aus. Das heißt, es sind gleich viele Ärzte wie Krankenschwestern in Wundmanagement geschult. 100 % der Ärzte sind also gleich viel wie 95 % der Krankenschwestern. Wenn man die Zahl der Ärzte als A und die Zahl der Krankenschwestern als B bezeichnet, lässt sich eine Gleichung aufstellen: A × 100 % = B × 95 % → A × (1/0,95) = B. (Tipp: 1 ist 1/19 mehr als 0,95, also ungefähr 1 + 0,05.) → A × 1,053 = B → 105,23 % der Anzahl der Ärzte ist also die Anzahl der Krankenschwestern.

24. Lösung: B
    Zu I.: Da 9 von 17 Medikamenten bei 100 % der PHCs verfügbar sind, sind bei allen mehr als die Hälfte der Medikamente verfügbar. Zu III.: Da 100 % über Depakin-Sirup verfügen, sind die PHCs mit Depakin-Sirup gleich der Gesamtheit der PHCs, und 75 % aller PHCs haben Vitamin K-Injektionen. Zu II.: Nur die PHCs sind nicht auf Skorpionstiche vorbereitet.

Zum Übungsset 6

1. Lösung: D
   Weniger Ausgaben müssen nicht bedeuten, dass weniger Medizin gekauft wurde. Es können auch die Preise gefallen sein.

2. Lösung: C
   Die Aussage bezieht sich nicht bloß auf die Befragten.

3. Lösung: C
   II. und III. sind nicht korrekt, da Bangladesch bei Prognose und historischer Entwicklung jeweils ca. doppelt so hoch liegt wie der Schnitt und deshalb 100 % höher. Außerdem gelten die Prozentangaben für den gesamten Zeitraum und stellen keine jährliche Steigerung dar.

4. Lösung: E
   Das Diagramm zeigt lediglich die Anzahl der verwendeten Tiere, nicht jedoch, wie häufig oder selten Tiere verwendet wurden, und auch nicht, wie viel geforscht wurde.

5. Lösung: A
   Zu I.: Da wir keine Flächenangaben haben, lässt sich dies nicht aus der Grafik ableiten. Außerdem sind zu den Stadtstaaten keine Zahlen gegeben. Zu II.: Keine Informationen über Pflegebedürftige gegeben. Zu III.: Zu den Stadtstaaten sind keine Zahlen gegeben. Deshalb wissen wir nicht, ob die vier größten auch die meisten Pfleger haben.

6. Lösung: D
   Insgesamt 24 Mitarbeiter beantworten die Frage mit „stark dagegen" oder „dagegen", was bei insgesamt 230 Personen ca. 10 % entspricht.

7. Lösung: B
   Zu I.: 43 % + 10 % + 2 % = 55 %, also über die Hälfte. Zu II.: Nichts und 5.000€ + zusammen 9 %, 0–100€ auch 9 %. Zu III.: Da wir nur Angaben zu Preis-Bereichen haben, lässt sich kein Durchschnitt berechnen.

8. Lösung: D
   D) Stimmt nicht, da man, wenn man alle Betroffenen von chemischen-Laborabnormitäten zusammenzählt, auf über 125 kommt und somit klar ist, dass auch mehrere Aspekte auf eine Person zutreffen können. Es kann also sein, dass sich die Gruppen mit ALT und AST stark überschneiden.

9. Lösung: A
   Zu I.: Wären proportional, wenn Wert Westdeutschland/Wert Deutschland immer das gleiche Ergebnis hätte, was nicht der Fall ist. Zu II.: Betrachtungszeitraum startet erst bei Jahr 1980. Was davor passierte, wissen wir nicht. Zu III.: Zwischen 1980 und 1986 gab es kein Jahr, in dem der Wert höher war als im Vorjahr.

10. Lösung: E
    Da von insgesamt 582.300 Unversicherten etwas weniger als die Hälfte weiß ist (49 %), sind ca. 300.000 Schwarz, Hispano oder von anderer Ethnizität.

11. Lösung: B
    Zu I.: 39 + 33 ergäbe zwar 72, jedoch müsste man 39 × 1,33 rechnen, was nicht 72 % entspricht. Zu II.: 51 % × 166 Experten = 84,66 Experten. Zu III.: 67 % × 0,66 ≠ 34 %.

12. Lösung: B
    Da wir nur 3 Momentaufnahmen aus dem Zeitraum 1996–2016 vorliegen haben, können wir nicht wissen, wann die BRAF-Behandlung eingeführt wurde.

13. Lösung: D
Zu I.: Zwischen 1994–1997 gab es kein Jahr mit weniger Neueinführungen als im Vorjahr. Zu II.: Die beste Herangehensweise hier ist, sich zu überlegen, wie viele Neueinführungen es im Durchschnitt pro Jahr bräuchte, um über 10 Jahre (2011–2001) 333 Neueinführungen zu haben. 333/10 = 33,3. Betrachtet man die Werte für 2001–2011, erkennt man, dass der Durchschnitt eindeutig unter 33,3 liegt. Zu III.: Betrachtet man die starken Anstiege im Diagramm, kann man direkt sehen, dass von 2003 auf 2004 mehr als eine Verdoppelung stattgefunden hat, was von 2013 auf 2014 nicht der Fall war.

14. Lösung: B
Von 2 % auf 1,6 % ist eine Abnahme um 20 %.

15. Lösung: B
Zu I.: Abgebildet ist nur der Anteil der DALYs durch die jeweilige Krankheit an den gesamten Lebensjahren, die über 60-Jährige durch schlechte Gesundheit, Behinderung oder frühen Tod verloren. Zu II.: Zwar hatten ischämische Herzkrankheiten in beiden Jahren den größten Anteil, „der Großteil" ist es damit aber noch nicht. Zu III.: Anteil von Demenz ca. doppelt so groß wie der von Bluthochdruck.

16. Lösung: A
Da 0 multipliziert mit egal welchem Faktor wieder 0 ergibt, gibt es von 0 US-$ keine prozentuale Steigerung auf 16.394 US-$.

17. Lösung: B
Zu I.: 16.044/63.002 = 0,255 = 25,5 %. Zu II.: Auch Auszubildende aus anderen Bundesländern können sich zeitweise in Bayern aufgehalten haben. Zu III.: Wo sich die Auszubildenden „befanden", ist nicht in dem Diagramm abgebildet.

18. Lösung: C
Zu I.: Vergleicht man „Total" und „Total: Älter als 18", so sieht man, dass in jedem Jahr durch Hinzunahme der unter 18-Jährigen die Werte sinken, was bedeutet, dass die unter 18-Jährigen unterdurchschnittlich oft von beeinträchtigter Hörleistung betroffen sind. Zu II.: Man kann die Anteile nicht einfach summieren, weil sie aus verschiedenen Jahren stammen und wir nicht wissen, ob teilweise die gleichen Personen gefragt wurden. Zu III.: Der Anteil blieb gleich, jedoch fiel die Zahl der Befragten.

19. Lösung: B
Da eine Einrichtung beides haben kann, darf man die Wahrscheinlichkeiten, auf eines der beiden zu treffen, nicht einfach addieren.

20. Lösung: D
Südafrika: 1 – (43,3/72,6) = 0,40. Nordkorea: 1 – (20/32,4) = 0,383. 0,40–0,383 = 0,017.

21. Lösung: C
Da das Sterberisiko 66 % beträgt, sterben statistisch auch 66 % der Menschen, die noch am Leben sind.

22. Lösung: C
Der Anteil der Befragten, die Facebook, Messenger, Twitter oder Videochat bevorzugt nutzen würden, ist bei AOK-Kunden immer am höchsten.

23. Lösung: D
Es könnten auch mehr Krankenhauseinlieferungen von Jugendlichen erfolgt sein, sie machen jedoch an der Gesamtheit weniger aus.

24. Lösung: C
Zu I.: AB + kann von allen mit positivem Rhesusfaktor empfangen. Das sind 85 % → 12 × 0,85 ≈ 10. Zu II.: Stimmt nicht, da er nur von B- und 0-, also 8 % empfangen kann. Zu III.: Abweichungen der 4 negativen Blutgruppen zu ihren positiven Entsprechungen zusammenzählen. Bei A ist positiv ca. 6-mal so häufig, bei 0 ist positiv ca. 6-mal so häufig, bei B ist positiv 4,5-mal so häufig, bei AB ist positiv 4-mal so häufig. → 6 + 6 + 4,5 + 4 = 20,5 → 20,5/4 ≈ 5.